科学健康·心血管疾病

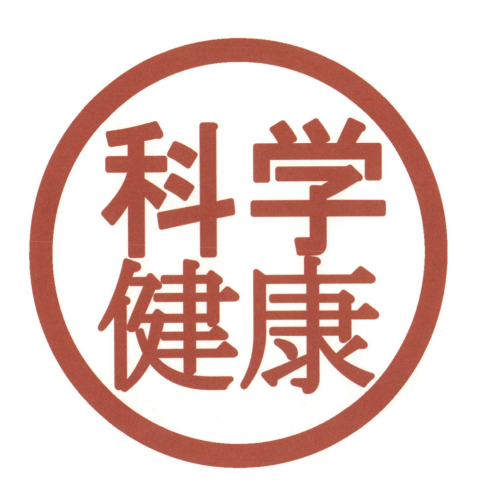

中国科学技术协会 ｜ 中国老科学技术工作者协会 ｜
国家卫生健康委员会　组织编写

科学普及出版社
·北　京·

名誉主编：周光召　邓　楠

主　　审：曾益新　齐　让

主　　编：王捍峰　吴甘美

编　　委（按姓氏笔画排序）：

　　　　　王捍峰　邓　楠　申倚敏

　　　　　齐　让　吴甘美　周光召

　　　　　葛均波　曾益新　霍　勇

科学健康

周光召

轻轻松松一佰步

高高兴兴一辈子

陈峰敬题

二零零七年九月於北京

序言

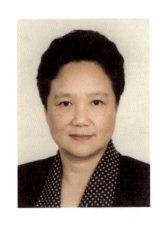

　　健康是人生的第一需要，也是人类生存繁衍的前提。有健康才会有蓬勃的生命，才会有努力、奋斗和成功。世界卫生组织认为，健康既包括躯体健康，也包括心理健康，还包括良好的社会适应能力。这种观点确有道理。有病的人固然不能说是健康，但一个虽然没有病，却整天郁郁寡欢、与周围的人格格不入、总是给别人和自己带来不愉快的人同样也不是一个健康的人！由此可见，健康既是一种生理现象，同时也是一种心理现象和社会现象。只有身体功能良好、精神健康并且拥有积极向上的生活态度以及和谐人际关系的人，才能真正称得上是健康的人。

　　健康来自科学的生活方式。调查表明，在影响人类健康的诸多因素中，60%以上来自我们每个人的生活方式和保健意识，只有40%来自社会、家庭遗传、医疗以及所处的环境。现代人所患疾病45%以上与不良的生活方式有关，而导致死亡的因素有60%与不良的生活方式有关。实现健康的最好方法，就是进一步提高科学素质，了解和掌握正确的医药卫生知识，自觉养成良好的生活习惯，培养良好的个性与人格，实践科学文明、健康向上的生活方式，通过科学饮食获取均衡的营养，通过适当运动和规律的生活获取充足的睡眠和健康的体质，通过及时有效的心理调适活动获取健康的心理，力戒吸烟、过量饮酒、食物过精、久坐不动等不良嗜好。健康不仅仅是个人的事情，更是家庭的事情、社会的事情；维护个人健康，促进社会健康，是我们每个社会成员必须承担的社会责任！

我们生活在一个城市化、工业化、全球化快速发展的时代。随着物质生活水平的迅速提高，人们在充分享受现代文明成果的同时，也不可避免地面临着各种各样的疾病威胁。对付疾病的亘古良方，一是不要害怕，二是要相信科学。科学是人类健康的保护神，正是飞速发展的医药科技赋予了人类以神奇的力量，使我们能够在严重威胁人们身心健康的各种疾病面前，成功化解危机，摆脱疾患的困扰。健康向上的心理状态是我们对付病魔的第一道防线，现代医学科技是战胜疾病的有力保障。坚韧不拔的毅力，乐观豁达的心态，积极和谐的人际关系，有助于养成自尊自信、热爱生活、关爱生命的生活态度，由心理健康促进身体健康。这既体现了我们对生命的敬佩，更是对人类生存本质意义的追求！

健康水平是衡量人们生活质量和社会发展程度的重要标志，对健康的重视程度体现了社会文明进步的程度。《科学健康》是一套讲授健康理念、健康方法、健康生活的科普著作，通俗易懂，方便实用。希望每个人都能认真地读一读这套书，从中汲取医学知识，提高医学素养，实践健康方法，重视和追求健康，为全面建设小康社会贡献一份力量。

是为序。

中国科学技术协会原常务副主席　邓楠

2007年8月

序言

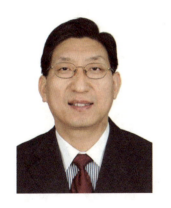

　　健康是人全面发展、生活幸福的基石，是人类对美好生活的永恒追求，是经济社会发展的基础条件，是社会文明、国家富强、民族振兴的重要标志。人拥有健康，才能进行学习、劳动、创造与发明，才能学习掌握科学技术，形成智慧，成就事业，幸福生活。健康是世界上最宝贵的财富，没有健康，一切无从谈起。掌握健康科学，成就科学健康！

　　"没有全民健康，就没有全面小康"，习近平总书记在党中央、国务院召开的新世纪第一次全国卫生与健康大会上深刻论述了健康的重要性，确定将人民健康放在优先发展的战略地位，从党和国家事业全局的战略高度对新时期卫生和健康工作提出了一系列新思想、新要求，这是我国卫生与健康发展理念的一次重大飞跃，是"健康中国"建设的根本指南。紧随其后，作为国家战略，党中央、国务院颁布实施《"健康中国2030"规划纲要》，勾画了打造"健康中国"的美好蓝图,彰显了我国将对健康问题的重视提升到前所未有的高度。越来越多的证据表明,健康正在受到全国人民前所未有的关注,卫生与健康事业迎来了新的春天,人人享有健康正逐步成为现实。

党和政府历来高度重视科技工作者的健康,不断提升相关医疗卫生服务能力与水平,保障科技工作者在建成小康社会中重要作用的充分发挥。中国科学技术协会、中国老科学技术工作者协会联合国家卫生和计划生育委员会一直为增进科技工作者的健康而积极努力,希望在促进科技工作者健康上贡献一些力量,以表达对科技工作者的敬意。科技创新离不开科技工作者强健的体魄、健康的心理和充沛的精力,科技创新和科学普及是实现创新发展的两翼,同等重要。出版《科学健康》科普丛书,就是在科技工作者中普及健康科学,传播科学的健康知识,倡导健康的生活方式。《科学健康》已出版9卷,自问世以来,由于其内容的科学性、准确性和权威性,受到科技工作者和广大公众的喜爱和好评,在提高科技工作者健康素养上发挥了作用。希望通过阅读《科学健康》,促进读者养成健康的生活方式,不断提高健康素养,激发读者对健康或者与医学相关融合领域的研究,做健康科学的实践者、探索者,有力推进"健康中国"建设的伟大事业。

无论对于一个人，还是一个国家、一个民族，健康都是一项长期的系统工程，贵在践行。祝愿每一位读者不断了解、掌握、运用健康科学，提升生活质量和生命质量，用自己的健康实践为"健康中国"留下精彩的注脚，为全面建成小康社会、实现中华民族伟大复兴的中国梦作出更大的贡献。

中国科学院院士
国家卫生健康委员会副主任　曾益新

2017 年 9 月

序言

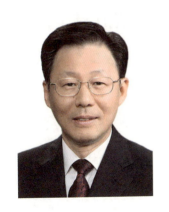

党的十八大以来，以习近平同志为核心的党中央坚持人民至上，把实施"健康中国"战略摆在重要位置。提升老科技工作者的健康素养，让更多老科技工作者享受有品质的健康生活，是建设"健康中国"的重要内容，更是老科协的重要任务。中国老科协始终把服务全民健康素养提升作为一项重要任务，长期以来通过开展健康讲座、举办科学健康论坛、发布和出版健康科普作品等方式开展优质健康科普活动，受到广泛欢迎。

今年7月，我和齐让、王延祜、庞晓东同志参加中国老科协"科学健康圆桌会"专题座谈会。吴甘美、王捍峰同志谈到了这项工作的发展历程：2006年在时任全国人大常委会副委员长、中国科协主席周光召的积极倡议和推动下，创办"科学健康"圆桌会议，邀请临床医学和生命科学领域知名专家与两院院士面对面交流研讨，弘扬科学家精神，关注老科学家身体健康，普及科学健康知识，至今已成功举办33届。

2007年起，中国科协和卫健委保健局组织知名临床医生撰写医学科普文章，至今已出版12册《科学健康》丛书。中国科协科普部今年将修订再版该丛书，尝试通过漫画、音频和小程序等方式创新，向包括老科技工作者在内的广大老年人普及健康知识、倡导健康生活方式，让大家自发参与、乐在其中。

再版的《科学健康》丛书有三个变化。一是内容更权威。修订版由多位医学领域的院士、知名专家、优秀医生共同参与，针对中老年人普遍关注的热点健康问题和老年常见病等进行权威解答，科学看待疾病，科学进行诊疗和预防。二是形式更通俗。丛书内容以简单问答的形式呈现，贴近读者、通俗易懂，是实用性很强的科普书。再版丛书增加了老年人普遍关注的睡眠、心血管、骨质疏松等健康问题。三是理念更先进。丛书与时俱进，反映了近年来医学领域的最新成果，全新的健康诊疗理念、知识和技术，充分体现了中国医学的发展特色和国际水平。

再版《科学健康》丛书是向党的二十大的献礼，也体现了党和国家对广大老科技工作者的关心。希望读者能够在书中收获更多的阅读乐趣，运用科学的健康知识，享受有品质的健康生活。

中国老科学技术工作者协会会长　李学勇

2022年7月

目录 Contents

第一章　美国心脏协会生命健康八要素和中国居民膳食指南八准则 / 001

美国心脏协会生命健康八要素　/ 003

中国居民膳食指南八个基本准则　/ 009

第二章　冠心病 / 017

什么是冠心病　/ 019

为什么会得冠心病　/ 020

什么体质容易得冠心病　/ 021

冠心病预防与泛血管医学　/ 025

冠心病常用诊疗手段　/ 027

引领冠心病治疗的新手段　/ 030

急性冠脉综合征和慢性冠脉综合征的救治　/ 034

冠心病的康复理念　/ 036

一些冠心病患者关心的问题　/ 038

第三章　高血压防治新认识、新理念和新进展 / 041

我国高血压疾病防治任重道远 / 043

我国高血压诊断标准为何与国际不同 / 043

如何选择家用血压计 / 046

如何在不同场景下准确测量血压 / 047

什么时间段和频率做家庭血压监测最适宜 / 049

哪些因素让您的血压起伏不定 / 050

高血压让器官真的很受伤 / 052

高血压治疗达标是国民的必修课 / 056

H型高血压——中国人的高血压与众不同 / 058

如何选择高血压常用药物 / 060

高血压药物治疗新突破 / 064

新型武器——肾动脉去交感神经消融术治疗
　　高血压 / 065

第四章　心脏瓣膜病的新理念、新认识和新方法 / 067

什么是心脏瓣膜病 / 069

心脏瓣膜病有哪些临床表现 / 072

瓣膜修复策略和瓣膜置换策略有啥不同 / 074

生物瓣膜有何优越性 / 075

什么是心脏瓣膜病的介入治疗 / 078

瓣膜置换后应注意哪些问题 / 079

心脏瓣膜病为什么需要抗凝药物 / 081

中国瓣膜创新器械有多厉害 / 083

第五章　血脂异常 / 085

血脂异常 / 087

高脂血症与动脉斑块的形成 / 089

高脂血症的类型 / 090

高脂血症的预防策略、诊断和监测 / 091

高脂血症的治疗原则和目标 / 093

高脂血症的常用药物 / 096

高脂血症的新药物治疗 / 098

高脂血症患者的生活方式调节 / 101

高脂血症患者的健康饮食 / 102

第六章　心肌梗死 70 问 / 105

什么是心肌梗死 / 111

冠心病、心绞痛和心肌梗死是一回事吗 / 111

什么情况需要做冠脉 CTA / 112

什么情况需要做冠脉造影 / 113

冠状动脉狭窄到多少才算严重 / 113

什么是心肌桥 / 114

心肌梗死可以出现牙痛、后背痛、上腹痛等症状吗 / 114

没有任何症状也可能患心肌梗死吗 / 115

哪些因素可以诱发急性心肌梗死 / 115

打鼾与心肌梗死有关系吗 / 116

睡眠与心肌梗死有关系吗 / 116

心肌梗死有季节性吗 / 117

每天 24 小时中,心肌梗死有好发时间吗 / 118

急性心肌梗死有先兆吗 / 119

"时间就是心肌,时间就是生命"是什么意思 / 120

什么是心梗患者救治的黄金 120 分钟 / 120

如何缩短心肌梗死患者发病到救治的时间 / 121

怀疑心肌梗死,第一时间拨打 120 吗 / 122

什么是胸痛中心 / 122

胸痛中心怎样救治心梗患者 / 123

中国有多少家胸痛中心 / 124

急性心梗一定要去就近的胸痛中心吗 / 125

心肌梗死就地溶栓和转运介入治疗,如何选择 / 125

心肌梗死发病后多长时间,溶栓或介入治疗效果不好了 / 126

怀疑是心肌梗死,能吃哪些药物?必须是硝酸甘油吗 / 127

怀疑是心肌梗死,需要吸氧吗 / 127

怀疑是心肌梗死后,什么体位最好 / 128

怀疑是心肌梗死后,能走路用力吗? 能大便吗 / 128

什么是心肺复苏术 / 129

什么是 AED / 129

如何同急救电话沟通,配合急救人员尽快到达 / 130

心梗患者到达医院前的转运途中能做些什么 / 131

医生为什么要来谈话签字 / 131

溶栓治疗的好处和副作用是什么 / 132

溶栓后还有必要放支架吗 / 132

血管内的血栓能取出来吗 / 133

急诊介入治疗的好处多吗 / 133

急诊介入治疗一定要放支架吗 / 134

心肌梗死会复发吗 / 134

心肌梗死能治愈吗 / 135

心肌梗死后,坏死的心肌可以再生吗 / 136

高血压患者怎样预防心肌梗死 / 136

高血脂患者怎样预防心肌梗死 / 138

糖尿病患者怎样预防心肌梗死 / 139

长期吸烟患者怎样预防心肌梗死 / 140

冠心病、心绞痛患者怎样预防心肌梗死 / 141

做了支架的患者怎样预防心肌梗死 / 141

定期体检能降低心肌梗死风险吗 / 142

定期运动可以降低心肌梗死风险吗 / 143

合理膳食可以降低心肌梗死风险吗 / 144

心脏康复怎么做？需要什么条件 / 144

心脏康复危险吗 / 145

心脏康复什么时间开始？要做多长时间 / 146

如何选择运动形式和运动量 / 146

心肌梗死后，还能恢复剧烈运动吗 / 147

心肌梗死后，如何减少猝死的发生 / 148

心肌梗死有早搏，很危险吗 / 148

心肌梗死后，哪些药物需要长期服用 / 149

心肌梗死后，哪些药物可以逐渐停用 / 150

服用抗栓药物需要经常查血吗 / 150

如何避免抗栓药物引起出血 / 151

心肌梗死后，还能有性生活吗 / 152

心脏支架是否有保质期 / 153

心脏支架后，能做核磁检查吗 / 153

心梗后 / 支架后，为什么要定期到医院随访 / 154

心梗后 / 支架后随访哪些项目 / 155

做支架后，什么时间可以旅行 / 156

高原旅行适合支架术后的心梗患者吗 / 156

支架术后可以过安检门吗 / 157

支架术后可以坐飞机吗 / 157

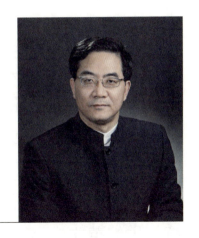

葛均波

中国科学院院士,教授、博士生导师。复旦大学附属中山医院主任医师,中国科学技术大学附属第一医院院长,中国医师协会心血管内科医师分会会长,世界心脏联盟常务理事,世界华人心血管医师协会荣誉会长。

自1987年从事心血管疾病的临床和科研工作,长期致力于冠状动脉疾病诊疗策略的优化与技术革新,在血管内超声技术、新型冠脉支架研发、复杂疑难冠脉疾病介入策略、冠脉疾病细胞治疗等领域取得一系列成果:对心肌桥的突破性发现震惊了医学界;主持研制了中国首例可降解涂层新型冠脉支架;作为首位中国学者,在美国TCT会议上首创逆行钢丝对吻技术;成功实施中国国内首例经皮主动脉瓣置入术、经皮二尖瓣修复术及经皮肺动脉成形术,为提升我国心血管病学领域的国际学术地位作出了突出贡献。

作为项目负责人,先后承担了20余项国家和省部级科研项目,包括国家"863"计划(首席科学家)、国家

"973"子项目（2项）、国家"十一五"科技支撑计划、国家自然科学基金和国家杰出青年基金、"211工程"重点学科建设项目、"985工程"重点学科建设项目、卫生部临床学科重点项目、上海市重中之重临床医学中心建设项目等。作为通讯作者，发表SCI-E收录论文300余篇，主编英文专著1部、中文专著16部。作为第一完成人，获得国家科技进步奖二等奖、国家技术发明奖二等奖、教育部科技进步奖一等奖、中华医学科技奖二等奖（2项）等科技奖项。

写给读者的话

我与医学结缘源自我儿时的一次受伤,经过一位老医生的治疗,摔断的胳膊得到了康复,从那时起,我便立志成为一名医生。十几年后,我实现了自己的医生梦,我时常问自己,做医生是为了什么,最后的答案往往都会归结于一点:为了更多人的健康。但是,仅凭自己的双手或自己的团队,即使不眠不休,也无法医治所有病患,而这就成为我做科普的初衷。在我看来,科普工作和医疗创新都是我未来医学生涯中最重要的事。

上医治未病,如何帮助更多人"治未病"是亘古以来我国医学巨擘们矢志不渝的目标,也是我辈不断奋斗的动力。目前,我国有 3.3 亿心血管病患者,这对我国的疾病防治是个沉重负担,对百姓而言也是个重大的威胁。作为心血管科医生,我深知肩上的重担,而通过科学普及提升全民健康素养,于我而言似乎是一个捷径,它从一个个的治愈到一群群的普及,可谓事半功倍。

此次编辑心血管领域疾病科普书籍,我希望能够结合多年的心血管诊疗经验,将最重要的心血管疾病防、救、治、康的知识传递给更多人。而这样的科普过程于我而言也是一种收获——在编写过程中，从一名医生的说服教育逐渐转变为作为一个朋友的沟通和谈心，这是一个互相成长、互相收获的过程。真切希望通过这样一本书拉进我们的距离，让专业的医学知识在我们生活中得以应用，让我们的心得到器质和精神上的双重健康。

今年世界心脏日的口号是"为了每一颗心"，作为世界心脏联盟常务理事，我向世界心脏联盟提议将中国区的活动命名为"万众一心"，顾名思义，就是让我们所有人都行动起来，一起用心去保护我们生命的源泉——心脏，这也是我最大的心愿和梦想！

葛均波

2022 年 7 月

第一章

美国心脏协会生命健康八要素和中国居民膳食指南八准则

第一章　美国心脏协会生命健康八要素和中国居民膳食指南八准则

美国心脏协会生命健康八要素

心血管疾病是威胁我国居民健康的头号杀手。《中国心血管健康与疾病报告2021》显示，我国心血管疾病患病率处于持续上升阶段，估算心血管疾病患病人数约3.3亿。在城乡居民疾病死亡构成比中，心血管疾病占首位。而心血管健康是一个更为宽泛和积极的概念，不仅要求没有心血管相关疾病，更对可能影响心血管健康的生活方式和健康指标提出了具体要求。

2022年，美国心脏协会通过心血管领域顶级期刊循环杂志更新了有关心血管健康组成因素的权威专家建议。在2010年提出的"简单生活七要素"（包括饮食质量、身体活动、吸烟情况以及体重指数、空腹血糖、总胆固醇和血压水平）基础上，文件新增"健康睡眠"一项，并对饮食、吸烟、血脂、血糖相关内容进行了更新，形成了"生命八要素"，同时还对每一项指标按照不同水平制定了评分（满分均为100分）。

饮食

作者支持"得舒"饮食模式和地中海饮食模式在总体目标上与最佳心血管健康要求相一致，因此选用了"得舒"饮食坚持度和健康饮食指数来评估饮食模式的得分情况。由于美国与我国饮食存在差异（如指数表里对油的评价是橄榄油的用量，与我国实情不一致），在此主要提倡具有共性的饮食，包括多吃水果、蔬菜、坚果、豆类、全谷物、低脂乳制品，少吃钠、红肉和加工肉类以及甜饮料（在我国居民膳食指南中做详尽建议）。

"得舒"饮食模式是由1997年美国的一项大型高血压防治计划发展出来的饮食，提倡多摄入蔬菜、水果、全谷物食品，减少摄入饱和脂肪和反式脂肪含量高的食物，选择富含钾、钙、镁、纤维、蛋白质和低钠的食物，旨在通过此膳食方法来预防和降低高血压。

地中海饮食是世界公认的健康饮食结构之一。地中海式饮食同样提倡多摄入蔬菜、水果、五谷杂粮、豆类、坚果、橄榄油、鱼类和海产品，适度摄入家禽、鸡蛋、奶酪和酸奶，少吃甜食和红肉。

身体活动

成年人每周应至少进行150分钟（2.5小时）的中等强度或75分钟的高强度运动（老年人高强度运动应预先评估，避免出现心脏负荷过大）。6岁以上儿童每天应该有60分钟的活动时间，包括玩耍和有组织的活动。

中等强度运动标准是指达到自己最大心率的60%~70%。最大心率是指人在承担一定负荷量的运动时，随着运动量或运动强度的提升，耗氧量和心率也会同时提升，当运动至最高负荷强度时，耗氧量和心率却不能再继续提升，此时的状态就是自己的最大心率。乒乓球、羽毛球、游泳、登山、跳绳等运动都可以达到中等强度。

运动水平与心血管健康评分标准（20岁以上成人）

心血管健康得分	每周中等强度及以上活动的时间（分钟）
100	≥150
75	120~149
50	90~119
25	60~89
0	0

尼古丁暴露程度

关于尼古丁暴露的指标监测除了传统的可燃性香烟外，新增了电子烟以及二手烟等。吸烟是主要可预防的死亡原因，约1/3的可预防性死亡是心脏病引起的。

尼古丁暴露程度与心血管健康评分标准（20岁以上成人）

心血管健康得分	标准
100	从不吸烟
75	曾经吸烟，戒烟≥5年
50	戒烟1~5年
25	戒烟不满1年或当前吸电子烟
0	当前吸烟

* 如果家中有人在室内吸烟，则减去20分。

睡眠

大量流行病学研究已经确定，习惯性睡眠不良是全因死亡率的一个风险因素,也影响心脏代谢健康。大多数成年人每晚需要7~9小时的睡眠,儿童则更久:5岁及以下幼儿需要10~16小时的睡眠,包括小睡;6~12岁儿童需要9~12小时的睡眠;13~18岁青少年需要8~10小时的睡眠。充足的睡眠可以促进康复、改善大脑功能,并降低患慢性病的风险。

睡眠时长与心血管健康评分标准(20岁以上成人)

心血管健康得分	平均每晚睡眠时长(小时)
100	7~<9
90	9~<10
70	6~<7
40	5~<6 或 ≥10
20	4~<5
0	<4

体重指数

实现和保持健康的体重有很多好处。体重指数(BMI)是体重相对于身高的比值,是一个有用的衡量标准。BMI 18.5~24.9 kg/m² 与心血管健康水平最高相关。美国心脏协会指出,不同种族或民族背景的人,其BMI范围及其随后的健康风险可能不同。在此次更新的指标中,BMI<25 kg/m² 被视为满分。《中国居民膳食指南2022》规定,我国健康成年人(18~64岁)的BMI应为18.5~23.9 kg/m²,65岁以上老年人的适宜体重和BMI应该略高(20~26.9 kg/m²)。

体重指数与心血管健康评分标准（20岁以上成人）

心血管健康得分	BMI（kg/m²）
100	＜25
70	25.0~29.9
30	30.0~34.9
15	35~39.9
0	≥40

BMI = 体重（kg）除以身高（m）的平方。

血脂

较高水平的非高密度脂蛋白或"坏"胆固醇会导致心脏病。非高密度脂蛋白胆固醇可以作为监测血脂的首选监测指标，而不是总胆固醇，因为非高密度脂蛋白胆固醇可以在非空腹状态下测量并在所有患者中得到可靠的测量值。非高密度脂蛋白胆固醇＜130 mg/dL被视为满分。

血脂水平与心血管健康评分标准（20岁以上成人）

心血管健康得分	非高密度脂蛋白胆固醇水平（mg/dL）
100	＜130
60	130~159
40	160~189
20	190~219
0	≥220

* 如果已经处于治疗水平，则得分减去20分。

血糖

我们吃的大部分食物都会转化为葡萄糖用作能量。随着时间的推移,高血糖会损害心脏、肾脏、眼睛和神经。作为评估的一部分,监测糖化血红蛋白可以更好地反映糖尿病或糖尿病前期患者的长期控制情况。血浆纤维蛋白原＜100 mg/dL 或糖化血红蛋白＜5.7 为满分。

血糖水平与心血管健康评分标准（20 岁以上成人）

心血管健康得分	血浆纤维蛋白原（mg/dL）或糖化血红蛋白（%）得分
100	无糖尿病史,血浆纤维蛋白原＜100（糖化血红蛋白＜5.7）
60	无糖尿病且血浆纤维蛋白原 100~125（或糖化血红蛋白 5.7~6.4）（处于前驱糖尿病状态）
40	确诊有糖尿病且糖化血红蛋白＜7.0
30	确诊有糖尿病且糖化血红蛋白 7.0~7.9
20	确诊有糖尿病且糖化血红蛋白 8.0~8.9
10	确诊有糖尿病且糖化血红蛋白 9.0~9.9
0	确诊有糖尿病且糖化血红蛋白≥10.0

血压

将血压保持在可接受的范围内可以更健康。该声明规定血压控制在 120/80 mmHg 以下是最佳水平。

血压水平与心血管健康评分标准（20岁以上成人）

心血管健康得分	收缩压/舒张压（mmHg）
100	＜120/80
75	120~129/＜80
50	130~139/80~89
25	140~159/90~99
0	≥160/100

* 如果已经处于治疗水平，则得分减去20分。

中国居民膳食指南八个基本准则

2022年4月，第五版《中国居民膳食指南（2022）》正式发布，根据营养科学原则和百姓健康需要，该指南对食物选择和身体活动提出了八个基本准则。

食物多样，合理搭配

平衡膳食模式是根据营养科学原理、我国居民膳食营养素参考摄入量及科学研究成果设计的，指一段时间内膳食组成中的食物种类和比例可以最大限度地满足不同年龄、不同能量水平的健康人群的营养和健康需求。

合理膳食是在平衡膳食的基础上，考虑到健康状况、地域资源、生活习惯、信仰等情况而调整的膳食，能较好地满足不同生理状况、不同信仰以及不同健康状况等某个阶段的营养与健康需要。

建议摄入的主要食物种类数（单位：种）

食物类别	平均每天摄入的种类数	每周至少摄入的种类数
谷类、薯类、杂豆类	3	5
蔬菜、水果	4	10
畜、禽、鱼、蛋	3	5
奶、大豆、坚果	2	5
合计	12	25

核心推荐：

● 坚持谷类为主的平衡膳食模式。

● 每日膳食应包括谷薯类、蔬菜水果、畜禽鱼蛋奶和豆类食物。

● 平均每天摄入12种以上食物，每周25种以上，合理搭配。

● 每天摄入谷类食物200~300克，其中包含全谷物和杂豆类50~150克、薯类50~100克。

吃动平衡，健康体重

一般而言，一个人一天吃多少食物是根据能量需要计算出来的，一天吃多少应以食物供给是否满足一天能量需要为衡量标准。根据《中国居民膳食营养素参考摄入量（2013版）》，我国成年人（18~49岁）低身体活动水平者的能量需要量为男性9.41兆焦耳（2250千卡）、女性7.53兆焦耳（1800千卡）。

核心推荐：

● 各年龄段人群都应天天进行身体活动，保持健康体重。

● 食不过量，保持能量平衡。

- 坚持日常身体活动,每周至少进行 5 天中等强度身体活动,累计 150 分钟以上;主动身体活动最好每天 6000 步。
- 鼓励适当进行高强度有氧运动,加强抗阻运动,每周 2~3 天。
- 减少久坐时间,每小时起来动一动。

每日身体活动及时间推荐

活动名称	时间(分钟)
太极拳	50
快走、骑自行车、乒乓球、跳舞	40
健身操、高尔夫球	30~35
网球、篮球、羽毛球	30
慢跑、游泳	25

* 以上运动的时间可以换算成每天 6000 步。

多吃蔬果、奶类、全谷、大豆

蔬菜水果提供丰富的微量营养素、膳食纤维和植物化学物。增加蔬菜和水果、全谷物摄入,可降低心血管疾病的发病和死亡风险;增加全谷物摄入,可降低体重增长;增加蔬菜摄入总量及十字花科蔬菜和绿色叶菜摄入量,可降低肺癌的发病风险。多摄入蔬菜水果、全谷物,可降低结直肠癌的发病风险。牛奶及其制品可增加儿童、青少年骨密度;酸奶可以改善便秘、乳糖不耐受。大豆及其制品含有多种有益健康的物质,对降低绝经后女性骨质疏松、乳腺癌的发病风险有一定益处。

核心推荐:

- 蔬菜水果、全谷物和奶制品是平衡膳食的重要组成部分。
- 餐餐有蔬菜,保证每天摄入不少于300g的新鲜蔬菜,深色蔬菜应占1/2。
- 天天吃水果,保证每天摄入200~350g的新鲜水果,果汁不能代替鲜果。
- 吃各种各样的奶制品,摄入量相当于每天300mL以上液态奶。
- 经常吃全谷物、大豆制品,适量吃坚果。

适量吃鱼、禽、蛋、瘦肉

目前,我国居民畜肉、禽肉、鱼和蛋类的食用比例不适当,畜肉摄入过高,鱼、禽肉摄入过低。鱼、畜肉、禽肉和蛋类对人体的蛋白质、脂肪、维生素、烟酸、铁、锌、硒的贡献率高。增加鱼类摄入,可降低全因死亡风险及脑卒中的发病风险,适量摄入禽肉和鸡蛋与心血管疾病的发病风险无明显关联。过量摄入畜肉会增加2型糖尿病、结直肠癌和肥胖发生的风险,烟熏肉可增加胃癌和食管癌的发病风险。

核心推荐:
- 鱼、禽肉、蛋类和瘦肉摄入要适量,平均每天120~200 g。
- 每周最好吃鱼2次或300~500 g、蛋类300~350 g、畜禽肉300~500 g。
- 少吃深加工肉制品。
- 鸡蛋营养丰富,吃鸡蛋不弃蛋黄。
- 优先选择鱼,少吃肥肉、烟熏和腌制肉制品。

少盐少油，控糖限酒

我国居民油、盐摄入量居高不下，儿童、青少年糖摄入量持续升高，成为我国肥胖和慢性病发生发展的关键影响因素。高盐（钠）摄入可增加高血压、脑卒中、胃癌和全因死亡的发生风险；脂肪摄入过多，可增加肥胖的发生风险；反式脂肪酸摄入过多，会增加心血管疾病的发生风险。当添加糖摄入量＜10%能量（约50 g）时，龋齿发病率下降；当添加糖摄入量＜5%能量（约25 g）时，龋齿发病率显著下降。过多摄入含糖饮料，可增加儿童、青少年龋齿和肥胖的发病风险。饮酒可增加肝损伤、胎儿酒精综合征、痛风、结直肠癌、乳腺癌等的发生风险；过量饮酒还可增加心脑血管疾病等的发生风险。

核心推荐：

● 培养清淡饮食习惯，少吃高盐和油炸食品。成年人每天摄入食盐不超过 5 g、烹调油 25~30 g。

● 控制添加糖的摄入量，每天不超过 50 g，最好控制在 25 g 以下。

● 反式脂肪酸每天摄入量不超过 2 g。

● 不喝或少喝含糖饮料。

● 儿童、青少年、孕妇、乳母以及慢性病患者不应饮酒。成年人如饮酒，一天饮用的酒精量应不超过 15 g。

规律进餐，足量饮水

我国居民每日三餐规律的人群比例有所下降，在外就餐比例增加。规律三餐有助于控制体重、降低超重肥胖和糖尿病的发生风险。吃好早餐有助于满足机体营养需要,并维持血糖平稳、改善认知能力和工作效率。暴饮暴食、经常在外就餐会增加超重肥胖的发生风险。在平衡膳食原则下,适度节食有助于控制体重。足量喝水可以保持机体处于适宜的水合状态,维护正常生理功能。我国居民饮水量不足的现象较为普遍,含糖饮料消费量呈上升趋势。饮水过少引起的脱水状态会降低认知能力和体能,增加泌尿系统的患病风险。

核心推荐:

● 合理安排一日三餐,定时定量,不漏餐,每天吃早餐。

● 规律进餐、饮食适度,不暴饮暴食、不偏食挑食、不过度节食。

● 足量饮水,少量多次。在温和气候条件下,低身体活动水平成年男性应每日喝水 1700 mL,成年女性应每日喝水 1500 mL。喝水可以在一天里的任意时间,每次 1 杯(约 200 mL)。可早、晚各饮 1 杯水,其他时间里每 1~2 小时喝一杯水。建议饮水的适宜温度为 10~40 ℃。

● 推荐喝白水或茶水,少喝或不喝含糖饮料,不用饮料代替白水。

会烹会选,会看标签

当前饮食行为的变化对实行平衡膳食提出了挑战,保持传统文化、在家吃饭最容易做到平衡膳食。经常在外就餐或选购外卖食品的人,油、盐、糖摄入量相对较高,在长期高频率下,超重、肥胖发生风险增加。学习食物知识、强化预包装食品营养标签和标识的学习与使用是科学选择食品的有效手段。

各类食物中的主要营养素

食物组	提供的主要营养素
谷类、杂豆	碳水化合物、蛋白质、膳食纤维、维生素 B_1 等维生素、铁、锌、镁等
薯类	碳水化合物、膳食纤维、钾
蔬菜类	β-胡萝卜素、叶酸、钙、钾、维生素 C、膳食纤维;也是植物化学物的良好来源,如多酚类、类胡萝卜素、有机硫化物等
水果类	维生素 C、钾、镁、膳食纤维(果胶、半纤维);也是植物化学物的良好来源
鱼畜禽肉类	优质蛋白质、脂类和脂溶性维生素、维生素 B_6、维生素 B_{12} 和硒等;鱼油含有 DHA 和 EPA
蛋类	优质蛋白质、脂类、磷脂、维生素、矿物质
乳类	优质蛋白质、钙、B 族维生素等;酸奶、奶酪还提供益生菌
大豆及其制品	蛋白质、脂肪、维生素 E、磷脂、大豆异黄酮、植物甾醇等
坚果	脂肪、必需脂肪酸、蛋白质、维生素 E、B 族维生素、矿物质等;栗子富含淀粉
油	脂肪、必需脂肪酸、维生素 E

核心推荐:

- 在生命的各个阶段都应做好健康膳食规划。
- 认识食物,选择新鲜的、营养素密度高的食物。
- 学会阅读食品标签,合理选择预包装食品。
- 学习烹饪,传承传统饮食,享受食物天然美味。

- 在外就餐，不忘适量与平衡。

公筷分餐，杜绝浪费

饮食文化是健康素质、信仰、情感、习惯等的重要体现。讲究卫生、公筷公勺和分餐、尊重食物、拒绝食用野味，既是健康素养的体现，也是文明礼仪的一种象征，对于公共卫生建设和疫情防控具有重大意义。勤俭节约是中华民族和家庭文化的取向，尊重劳动、珍惜食物、避免浪费是每个人都应遵守的原则。

核心推荐：

- 选择新鲜卫生的食物，不食用野生动物。
- 食物制备生熟分开，熟食二次加热要热透。
- 讲究卫生，从分餐公筷做起。
- 珍惜食物，按需备餐，提倡分餐不浪费。
- 做可持续食物系统发展的践行者。

第二章

冠心病

什么是冠心病

一句话理解冠心病

冠心病是最常见的心血管疾病,在日常生活中常被提及,那么,冠心病究竟指的是什么?用一句话来概括:冠心病就是冠状动脉粥样硬化性心脏病,是一种由缺血引起的心脏疾病。

冠状动脉是向心脏提供血液的动脉,当冠状动脉发生粥样硬化,从而发生管腔狭窄和闭塞时,心肌就会缺血、缺氧甚至坏死,造成胸痛、胸闷等症状,这就是冠状动脉粥样硬化性心脏病,简称冠心病。这与泥沙堵住了管道,管道变窄造成水流不畅,从而用水受限是一个道理。

冠心病防治为什么如此受重视

《中国心血管健康与疾病报告2021》显示,我国心血管疾病患病率处于持续上升阶段。推算现有心血管疾病(含脑血管病)患病人数为3.3亿,其中冠心病为1139万。从数字上看,冠心病人数约占心血管患者数的1/30,似乎在心血管疾病中的占比并不高,但从另外一个维度分析,就可以理解为什么如此重视冠心病的预防和治疗了。2019年,我国农村心血管疾病(含脑血管病)死亡率为323.29/10万,心脏病死亡率为164.66/10万;城市心血管病(含脑血管病)死亡率为277.92/10万,心脏病死亡率为148.51/10万;

而同年农村冠心病死亡率为 130.14/10 万,城市为 121.59/10 万。由此可见,冠心病死亡率与心血管疾病(含脑血管病)死亡率占比超过 1/3,与心脏病死亡率占比更是达到了 80% 左右。因此,把冠心病作为威胁我国居民生命安全的第一杀手不足为过。

如何驯服冠心病这只猛虎

随着生活水平的不断提升,冠心病发病率逐年攀升,对此,国家卫生部门高度重视,从防、治、救、康四个方面推进冠心病的慢病、急症诊疗。本章内容也将从防、治、救、康四大方面为读者树立对冠心病这一危害性强、致死率高的重大疾病的正确认知和观念,帮助读者解决日常生活中的实际问题。

为什么会得冠心病

冠心病的基本病因

冠心病是由冠状动脉上的斑块积聚引起的,而斑块由胆固醇和动脉中其他物质的沉淀物组成,斑块积聚导致动脉管腔进行性狭窄,这个过程叫作粥样硬化。由于动脉管腔逐渐变窄,血液难以通过,当心肌血液供应不足引起缺血时,就会导致一系列症状,如胸痛、胸闷、心绞痛等。

总体说来,缺血就是冠心病的直接病因,而动脉粥样硬化和斑块的积聚、破裂就是罪魁祸首。

如何认识斑块的产生

血脂本身不能溶于血液，载脂蛋白把血脂带到身体的不同地方。当有些类型的血脂进入了不该到的地方——冠状动脉的血管壁里并发生沉积，动脉内膜的纤维组织增生，将其包围、固定，从而形成冠状动脉粥样硬化斑块。如果斑块稳定、不发生破裂，血管被堵死的概率相对较低；但当斑块表面发生溃疡，其粗糙的表面就可能产生血栓，那么急性心肌梗死等冠心病的急症也将乘虚而入。斑块的性质解释了为什么有的人即使动脉斑块多，但却不会有明显的心绞痛、胸痛等症状。

什么体质容易得冠心病

不可控的客观因素

有一类人非常"无辜"，他们患有冠心病的原因是由不可控因素造成的，如年龄、性别、遗传因素等。随着年龄增长、动脉损伤和狭窄的风险逐渐加大，通常男性患冠心病的风险更高，而绝经后女性的风险也会增加。当然，年龄和性别都不是独立的危险因素，患病者不太可能仅因为这两个因素就患有冠心病；而遗传因素则与心脏病的家族史密切相关，特别是近亲患有早期心脏病，那么本人患有冠心病的风险将大大提升。

可控的危险因素

冠心病的危险因素绝大多数是可控的,如吸烟、饮酒、肥胖、运动量少、饮食不健康、生活压力大等,对于这些因素,我们必须有针对性地一一解决。

吸烟:吸烟是心血管疾病的独立危险因素,与吸烟者本人吸入的烟雾相比,二手烟雾中致癌和有毒化学物质的浓度更高,主动吸烟者的配偶患心脏病的风险增加约50%。对于吸烟者而言,戒烟是他们减少患冠心病风险的必须途径。

饮酒:酒精摄入量与心脏健康呈负相关性,摄入酒精可能对心肌造成损伤,同时,饮酒与冠心病的其他危险因素强强联合。所以,限酒甚至禁酒是对心血管健康的真正呵护。

肥胖:从血液供应上说,肥胖在日常生活中很可能引起心肌缺血,从而引发冠心病;从危险因素层面看,肥胖是由多个冠心病的危险因素共同引起的,危险因素越多,危险指数就越高,患冠心病的概率也就必然大大增加。

运动:运动量不足是造成人体各类基础疾病和冠心病危险因素累积的重要原因,合理运动有助于调节血脂、血压等基础疾病,降低冠心病发病率。

饮食:日常大量摄入饱和脂肪、反式脂肪、高盐、高糖的饮食习惯,对心脏而言无疑是雪上加霜。合理控制膳食,才能更好地解决"三高"问题,从而远离冠心病。

压力:生活和工作压力大是近年来较为凸显的社会问题,也是冠心病的一项独立危险因素。过大的压力可能造成动脉损伤(情绪激动发生血管痉挛等),也可以加重各种基础疾病。因此,压力对冠心病的发病影响不可小觑。

冠心病的"远亲近邻"

高血脂：高血脂与冠心病联系最为直接，作为冠心病发生机制最重要的一环，高血脂可谓"功不可没"。总胆固醇、甘油三酯、低密度脂蛋白胆固醇或极低密度脂蛋白增高，高密度脂蛋白胆固醇降低等都是冠心病的危险因素。证据显示，高脂血症患者较血脂正常者其冠心病危险性增加5倍。

高血压：约六成冠心病患者合并高血压，可以说高血压也是导致冠心病的最重要危险因素之一。其作用原理主要分为三个方面：①血压升高引起血管壁压力增加、血流的冲击作用增强，血管内膜发生机械性损伤，形成血栓，纤维组织增生引起动脉硬化；②血压升高还导致冠脉血管扩张，刺激血管内皮下平滑肌细胞增生，使动脉壁弹力纤维、胶原纤维和黏多糖增多，促进动脉壁上胆固醇等物质的沉积，促进冠脉粥样硬化；③高血压引起神经中枢活动障碍，神经内分泌系统紊乱，激活肾素-血管紧张素-醛固酮系统，使心血管系统对肾上腺素、儿茶酚胺等敏感性增加，动脉粥样硬化发生。

糖尿病：糖尿病和冠心病如同一对孪生姐妹，长期血糖控制不好的患者大多数都会合并冠心病。我国近一半冠心病住院患者合并糖尿病，3/4提示糖代谢异常。糖化血红蛋白值每降低1%，糖尿病相关死亡概率减少21%、心肌梗死发病率减少14%。"共同土壤"学说指出，冠心病和糖尿病的发病机制具有共同基础，即慢性炎症反应和胰岛素抵抗。

高尿酸：尿酸是血中重要的抗氧化剂，可以直接清除体内的氧自由基、过氧化物和单线态氧，抑制氧化应激损伤。但当血清尿酸水平过高时，反而会促进氧化应激损伤和慢性炎症，破坏血管内皮功能，引起血小板激活、黏附及聚集，促进粥样硬化形成。

胃肠道菌群失调：微生物群与心血管疾病密切相关。最近研究发现，冠心病患者的肠道菌群丰度存在差异，且肠道菌群与肥胖、糖尿病、血脂异常和高血压均有关，这些都是冠心病的危险因素。肠道菌群通过其代谢产物参与胆固醇代谢、尿酸代谢、氧化应激等基本代谢过程，介导炎症反应，从而诱导动脉粥样硬化和冠心病的发展。干扰肠道微生物群的组成、补充益生菌和粪便捐赠可能是潜在预防和治疗冠心病的活跃研究领域。

不良环境也是冠心病的"神助攻"

环境污染：空气污染物水平的增加与心血管疾病的发病率和死亡率呈正相关。可入肺细颗粒物、二氧化氮、二氧化硫和一氧化碳的暴露，可显著升高急性冠状动脉综合征（冠心病急性发作时的症状）及其所有亚型急性发作的风险。空气污染的暴露可通过引起自主神经功能改变、血压升高、血管功能障碍、氧化应激、炎症反应、纤维蛋白溶解受损或血栓形成等，进而诱发心血管急性事件的发作或加速动脉粥样硬化的进展。

不适宜温度：最新的全球疾病负担研究首次将不适环境温度列为冠心病一大独立的环境危险因素。低气温时，交感神经兴奋，末梢血管收缩减少散热，同时，外周阻力增加，导致左心室负荷加重，从而引起各种心脏事件。寒冷还可直接引起冠状动脉痉挛。

此外，受凉时，呼吸道感染发病率增加，感染会加速冠心病患者心功能恶化，增加其死亡率。过度低气温时，人们的运动量往往会减少、脂肪摄入会增加，导致血浆胆固醇水平升高，进而引起动脉粥样硬化。

重金属暴露：过量的重金属暴露也会增加各种疾病的风险。电子垃圾是重金属暴露的潜在途径。长期接触电子垃圾的人群，其血液镍含量显著增加，而其含量与血液样本中的肌钙蛋白、髓过氧化物酶、丙二醛和8-异前列烷的含量呈正相关，这提示了重金属暴露人群患冠心病的风险明显增加。

高海拔：城市海拔与冠心病患病率也有一定关联，高海拔地区人群更易发生冠心病。高海拔地区人群血液内皮祖细胞减少，内皮祖细胞在内皮修复中起重要作用，可能增加多种细胞因子的表达，其数量和功能的降低均可导致冠心病发生。

冠心病预防与泛血管医学

什么是泛血管系统

泛血管系统指人体的血管系统，是动脉、静脉、淋巴管等构成的一个复杂网络。泛血管疾病是指以动脉粥样硬化为共同病理特征的一组血管系统疾病，主要危及心、脑、肾、四肢等重要器官功能。泛血管医学的内涵是人体组织器官对内外环境变化的响应，不仅注重单个器官的生理、病理改变，而且注重结构和功能的统一、突出系列创新成果的系统转化，以有效助力泛血管健康。

泛血管医学——一种整体医学的思维方式

近年来，从泛血管医学的角度系统认识血管性疾病逐渐成为一种趋势，这也意味着以往"头痛医头，脚痛医脚"的治疗模式需要做出改变，把人作为一个整体看待并进行治疗也符合当今的医学发展和以人为本的原则。

因此，对血管进行更系统、更全面的防治也是从根本上防治冠心病的有效手段。

泛血管中各血管疾病之间的联系

头－颈－冠状动脉：尽管泛血管疾病的概念涵盖范围较大，但在临床诊疗及科研方面多集中于头－颈－冠状动脉。颈动脉病变与心脑血管病的发生、发展及转归息息相关。就解剖位置而言，颈动脉是位于心、脑血管之间的中转岛，对心、脑均会产生影响，因此心－脑－颈动脉临床评估和治疗成为必然。

下肢外周动脉疾病：下肢动脉硬化性闭塞症是下肢外周动脉疾病的主要和最常见的类型。随着年龄增长，下肢动脉硬化性闭塞症发病率增加。越来越多的证据表明，下肢外周动脉疾病患者患心血管疾病的风险更高，而面临心血管死亡的风险也更高。

眼底视网膜血管：眼底视网膜血管属于全身唯一活体可见的微小血管，是高血压与糖尿病最主要的小动脉损害血管，所以通过眼底检查，不仅能观察视网膜病变本身，还可早期提示心脏等其他重要脏器血管的损坏程度。

早干预、早识别、早治疗——泛血管和冠心病"同防同治"

不论血管起源、危险因素，还是防控策略，泛血管疾病具有整体相似的共性特征，因此，从系统生物学角度重新和统一认识血管性疾病的发生、发展规律及特征具有重要意义。

泛血管疾病是系统性疾病，整体综合性的血管评估有利于及早干预、预防乃至逆转血管病变。而局部外周血管病变的筛查与识别，结合危险因素的评估与分层，可以早期识别无症状的冠心病患者、协助动态评估冠心病确诊患者危险因素和生活方式的管理是否达标。

 # 冠心病常用诊疗手段

如何诊断是否患有冠心病

冠心病的诊断手段多样，诊断标准也相对明确，通常我们诊断冠心病主要有以下几种方法。

心电图：用于确定心脏节律是否规则，同时还可记录电信号通过心脏的强度和时间。心电图可以为既往存在的心肌梗死和正在发作的心肌梗死提供依据；动态心电图能帮助我们发现日常生活中心肌缺血的证据和程度。

超声心动图：可以检测缺血区域心室壁的运动异常，心室壁运动减弱可能是由心肌梗死发作时受到损伤或缺氧所致。

平板运动试验：在运动中检测心电图变化，可以发现运动中心脏出现的症状和体征；也有部分运动试验采用超声心动图进行检测。

心肌核素检查：这一检查可观察心肌代谢变化，是直接评价心肌存活性的影像技术，常与药物负荷试验相结合，检查静息下和负荷时的心肌供血。

冠状动脉电子计算机断层扫描：静脉注射造影剂后，通过计算机断层扫描和三维成像，可精准判断冠状动脉病变和狭窄情况。

冠状动脉造影：是冠心病诊断的金标准。在注射造影剂后对心血管显像，能够明确狭窄的血管及具体部位，指导治疗并评估预后。冠状动脉造影如发现任意一支冠状动脉的血管狭窄程度超过50%，就可以诊断为冠心病。

冠心病患者有哪些治疗神器

1. 药物治疗

对于冠心病的药物治疗，一般需要区分发作期治疗和稳定期二级预防。

（1）冠心病的发作期（如急性心肌梗死等）主要需要抗血小板治疗和抗心肌缺血治疗。

抗血小板治疗的主要目的是抗血小板凝聚、防止血栓进一步形成。主要药物包括：①以阿司匹林为代表的环氧化酶抑制剂，在阿司匹林无法耐受时，可考虑选用吲哚布芬；②以氯吡格雷和替格瑞洛为代表的 P2Y12 受体抑制剂，一般这类药物联合阿司匹林共同使用。在急性心肌梗死的药物治疗中，阿司匹林和氯吡格雷（或替格瑞洛）双联抗血小板药物的应用非常普遍，通常需要联合服用 12 个月。

在日常发生心绞痛时，需要服用抗心肌缺血药物，以减少心肌耗氧量、扩张冠状动脉、增加血流减少缺血。抗心肌缺血药物主要有硝酸甘油、硝酸异山梨酯等。当心绞痛发作时，可舌下含服硝酸甘油；若症状不缓解，可静脉应用硝酸甘油或硝酸异山梨酯，症状消失 24 小时后改回口服药物。β 受体阻滞剂包括美托洛尔、比索洛尔等，可用于降低心肌耗氧量、减少心肌缺血反复发作，改善患者预后。

（2）二级预防用药：急性发作期（急性心肌梗死）出院后，应遵循医嘱坚持长期药物治疗，控制缺血症状、降低心肌梗死和死亡的发生，主要包括双联抗血小板药物的使用（一般为 12 个月）、β 受体阻滞剂的应用，他汀类药物、血管紧张素转化酶抑制剂或血管紧张素 II 受体拮抗剂药物的使用等。除此以外，还应严格控制危险因素，如"三高"、饮食、运动、戒烟限酒、加强健康教育等，也就是医生常提及的 ABCDE 治疗原则。

2. 介入治疗

冠心病的介入治疗通常指经皮冠状动脉介入术，是一种经心导管技术疏通狭窄甚至闭塞的冠状动脉管腔，从而改善心肌血流灌注的治疗方法。常适用于急性冠状动脉综合征，在患者心肌缺血症状严重、心绞痛频发时也常选择介入治疗。经皮冠状动脉介入术一般须置入球囊和（或）支架，以达成疏通目的。经过几十年的发展，支架的发展也先后经历了冠状动脉球囊血管成形术、裸金属支架、药物洗脱支架、生物可降解支架植入术的迭代创新，急危重症患者的救治成功率明显提高，不良事件的发生率显著降低。

如今，药物洗脱支架是介入治疗的主流，而生物可降解支架正逐渐走入大众视野。随着中国原创的生物可降解支架的面世，介入器械的更新换代还将持续进行下去。

引领冠心病治疗的新手段

技术变革引领冠心病治疗的未来

1. 冠心病治疗的新药应用

冠心病治疗新药主要来源于控制其危险因素的药物研发，如降脂新药前蛋白转化酶枯草溶菌素9抑制剂、降压药物血管紧张素受体脑啡肽酶抑制剂等，这类药物通过控制冠心病的血脂、血压等相关危险因素来降低心血管事件发生风险，改善患者预后的治疗策略。

2. 精准影像指导下的介入手术和新器械

近几年兴起的腔内血管成像和光学相干断层成像技术，利用其明确引导钢丝开通慢性完全闭塞性病变和复杂性病变，大幅度提高了临界值病变介入治疗的准确性和闭塞性血管病变经皮冠状动脉介入治疗的成功率，并避免大的血管分叉闭塞和冠状动脉夹层及穿孔。对于合并休克的急性心肌梗死患者，出现了临时起搏器和机械辅助装置，如主动脉球囊反搏、体外膜肺氧合（人工肺）等，进一步为生命保驾护航。

基于冠状动脉电子计算机断层扫描血管成像的冠状动脉血流储备分数是一种崭新的、诊断冠状动脉功能性狭窄的无创技术。通过图像后处理技术与计算机建模，在冠脉产生最大程度扩张和心肌最大程度充血的状态下，可以得到平均狭窄远端的冠脉内压力和平均主冠脉内压力的比值，这一比值就是血流储备分数。目前，冠心病高危人群的筛查、不明原因心前区不适的患者、轻-中度冠脉狭窄但不能确诊心肌缺血患者的诊断以及非心脏手术患者的围手术期冠心病危险评估均适用于这一检查方法。

3. 另辟蹊径，从基础医学角度解决疾病

近几年，随着基础研究以及临床研究的进步与发展，对动脉粥样硬化的发生机制已经有了较新的认识。面对较为复杂的动脉粥样硬化发生机制，我们也尝试从表观遗传学、代谢性炎性反应、血管外周脂肪细胞炎性反应以及脂质代谢等方面去进一步明确致病因素，进而寻求冠心病的治疗方法。可以预见的是，随着分子生物学等相关学科技术的不断发展，有关动脉粥样硬化发生机制的研究必定会取得突破，进而为冠心病的有效预防和治疗提供可靠依据与参考。

观念的转变：从单一治疗到防治结合

既往的治疗手段通常是微观层面上针对个人的药物治疗和介

入治疗，但在严峻的冠心病防治局面下，必须对现行防治策略提出新要求，从冠心病治疗到冠心病防治的观念正在逐渐形成。

总体上，从冠心病治疗逐步转变为冠心病防治，体现了从"以疾病为中心"向"以健康为中心"的战略转移，从"早期筛查、早期干预"出发，推动阵线关口前移，重心从"挽救生命"转变为"危险因素的早期防控"。比如，通过一级预防以减少发患者数，增加心血管急重症救治的医疗资源配置；提供康复和二级预防的医疗服务，以降低大量心血管疾病患者复发、再住院的风险。

1. 打造心血管疾病区域协同防治模式

心血管疾病区域协同防治模式是指以区域各级医疗机构为防治网点，整合区域内医疗卫生机构和公共卫生机构服务力量，纵向建立落实分级诊疗、建立紧密的疾病协同救治网络，横向覆盖延伸到各类人群（包括已病未病、急病慢病等人群），动员公众力量形成主动医学模式，实现心血管疾病防、筛、管、治全流程闭环管理，从预防心血管疾病的发生到对心血管病高危人群进行风险评估，再到发病患者的急救治疗，最后涉及患者的康复，为居民提供全流程一体化卫生服务。

经过十年的胸痛中心建设，我国的胸痛救治网络已初步形成。通过汇聚各级医疗机构、疾病控制中心、企业、媒体等资源和社会力量，以各级医疗机构胸痛中心为主要载体，以省、地区、城市和县域为单位，利用现代信息化工具，打通心血管疾病急危重症救治体系、预防筛查体系、慢性疾病管理体系三个管理体系，从而实现心血管疾病防、救、治、管、康的有机结合和全流程、全生命周期管理。

2. 推进心血管疾病高危人群早筛早治

结合各地基本公共卫生服务项目等慢病患者筛查项目，由基层医疗机构实施心血管疾病危险因素的筛查，并对这些高危患者建立健康档案评估，按分级分类原则提供后续健康管理和诊疗服务。对筛查出的心血管疾病急性期患者及时进行救治和转运，做到早发现、早管理、早干预、早治疗。

3. 强化心血管疾病健康知识的普及

通过医疗卫生机构开展网络、微信、视频、手册、折页、专栏等多种形式的健康宣教，引导群众树立正确健康观，提升居民健康素养，促进居民健康行为和生活方式的形成，树立居民"自己是健康第一责任人"理念。组织和指导慢病患者成立"自我健康管理小组"，积极开展自我管理。

在目前国内冠心病发病呈现低龄化趋势下，我们要重视治未病，加强健康知识的普及，努力构建适合全体居民的健康体系，培养居民健康意识，控制疾病发生发展，以降低心血管疾病发病率和死亡率。

冠心病的数字疗法

数字医疗是以数字技术为核心，以网络技术、通信技术、电子技术、信息技术等为基础，全方位与临床医疗技术相结合，形成的以数字信息化为主要特征的新型诊疗技术，包括医院诊疗流程的信息化，区域医疗协同、公共卫生防疫、医卫监管、医保管理的信息化，涉及电子设备、计算机软件、（移动）互联网等技术的综合应用。

数字医疗在冠心病领域发展迅猛,逐渐改善了传统医疗模式下冠心病诊疗管理的薄弱环节。通过比对大数据和使用机器学习方法建立高精度的冠心病风险模型,可实现冠心病高危人群的自动筛选和发病风险自动预测,从而提醒医务人员及居民提前干预、防治未病。

可穿戴设备及随诊设备的兴起为冠心病防治注入了新活力,如长程心电、血压仪器,可直观准确地记录患者的健康数据并直接反馈给医务人员,为疾病的诊断、治疗提供了宝贵的临床资料。移动医疗手段的使用,如智能随访系统的开发为冠心病患者生活方式的改善、危险因素的控制、药物管理依从性的提升提供了有效帮助。远程医疗的采用让冠心病患者跨越空间和时间的阻碍,第一时间得到精准的治疗意见,大大提升了医疗的便捷性。

急性冠脉综合征和慢性冠脉综合征的救治

"猛虎下山"般的急性冠脉综合征

冠心病患者往往认为冠心病只是隔三岔五地出现胸痛、心绞痛等症状,发病时吃点药就好了。这就大错特错了,冠心病死亡率居高不下恰恰说明冠心病是一个不定时炸弹,面对"猛虎下山"般凶猛的冠心病急症——急性冠脉综合征,没有人不谈之色变!

急性冠脉综合征包括 ST 段抬高型心肌梗死和非 ST 段抬高型

急性冠脉综合征，后者包括非 ST 段抬高型心肌梗死和不稳定型心绞痛。当发生急性冠脉综合征时，冠状动脉血流严重减少甚至被完全阻断，其中一个可能原因是动脉粥样硬化导致的血流量减少。在这种情况下，积聚的斑块使冠状动脉管腔变得狭窄，致使氧气和营养物质无法到达心肌，而失去了氧气和营养物质的供应，缺血区域的心肌细胞将会死亡，心肌部分死亡即成为心脏病发作，也就是心肌梗死。

那么，出现急性心肌梗死时会有哪些症状呢？

急性心肌梗死时会突发前胸压榨性疼痛并伴有烧灼感，也就是心绞痛。这种疼痛不仅可以放射到上腹部、肩膀、手臂、颈部和下颚，有时还会引起肩背部不适，这是急性冠脉综合征的典型症状。当出现以上症状时，一定要记住两个 120 —— 即急性心肌梗死黄金救治时间是 120 分钟；发生心梗时立即拨打 120 寻求救治。我国针对以急性心肌梗死为代表的胸痛疾病有完善的救治流程，这就是胸痛中心体系。胸痛中心自建设以来，挽救了数以百万计急性心梗患者的生命。

"温水煮蛙"般的慢性冠脉综合征

比起急性冠脉综合征，一种完全不同表现形式的病症更加难以解决，它就是如同"温水煮蛙"般的慢性冠脉综合征。心肌缺血常经历一段相对稳定的阶段，即没有症状加重、持续时间增长、发作频次增加，这一阶段的临床综合征被统称为慢性冠脉综合征。该病症涵盖了冠状动脉疾病不同发病机制及其自然演变的不同阶段，即使是稳定的冠状动脉疾病患者，也易于经历"不稳定 – 再稳定－不稳定"的动态变化。

慢性冠脉综合征是动脉粥样硬化斑块积聚和冠状动脉循环功能改变的动态过程。在冠心病的临床前期、近期诊疗以及长程诊疗3个阶段中，如果危险因素得到良好控制，则可延缓甚至逆转疾病进展；反之，慢性冠脉综合征可能会进展为急性冠脉综合征。

慢性冠脉综合征告诉我们，非急性期的稳定只是相对的。对于冠心病患者，坚持长期药物治疗与生活方式管理尤为关键。

冠心病的康复理念

什么是心脏康复

心脏康复最初应用于急性心脏病的康复。随着逐步发展完善，心脏康复则转变为以改变目前高患病率和高死亡率的心血管疾病为靶点，以医学整体评估为基础，通过五大干预措施（药物治疗、运动治疗、营养处方、心理干预、患者教育）的综合模型干预危险因素，提高心血管疾病患者生活质量，促使患者早日回归家庭与社会，同时预防心血管事件发生的专业防治体系。

现代心脏康复的优势

心脏康复最大的优势在于科学性和个性化的完美融合。康复治疗更强调因人而异、因治疗阶段而异，康复目标更加细化，康复过程更加个体化，为心血管疾病患者提供了更可靠的保障，对于提高患者生活质量、降低病死率有着深远的影响。

冠心病患者如何进行心脏康复

心脏康复强调在综合评估的基础上，以药物治疗、饮食营养、运动处方、心理支持、戒烟干预、睡眠管理等多手段干预模式实施。目前运用最广泛的是心脏运动康复，通过安全有效的有氧训练、抗阻训练、平衡训练、柔韧性训练等改善心肺功能、肌肉耐力，助力疾病恢复、提高愈后生活质量。

运动康复模式分为3期，即院内Ⅰ期康复、院外早期Ⅱ期康复及院外长期Ⅲ期康复。在开展院内Ⅰ期康复治疗前，首先应对患者进行个体化评估，如心功能差异、运动系统（关节炎、颈椎病等）和神经系统（帕金森和脑梗后遗症）相关疾病及患者精神和心理状态，以制订护理计划和干预措施。

Ⅰ期康复包括减少患者住院时间，提高患者日常生活能力和运动能力的恢复，增加患者自信心和心理健康，减少再次住院的风险。

院外早期Ⅱ期康复一般在患者刚出院的1~6个月进行，除了日常的患者健康教育（如监督患者养成良好的日常作息和饮食习惯、规律服药、门诊定期规律复查、日常活动指导和心理支持），还推荐患者进行中等强度的有氧运动训练（如游泳）和阻抗运动训练及柔韧性训练，每次持续30~90分钟不等，训练至少持续3个月。

Ⅲ期康复也称为家庭康复期，这个阶段主要是持续Ⅱ期形成的良好健康生活方式和运动习惯、运动方式等，主要内容包括定期社区复诊、调整药物、控制危险因素、健康咨询等,使患者能够恢复正常的工作和生活。

一些冠心病患者关心的问题

冠心病患者定期复查

对于明确诊断冠心病的患者,应常规进行心内科门诊复查。冠心病患者常口服的阿司匹林及氯吡格雷会导致出血风险增加,门诊应该定期复查血常规、便常规及尿常规;门诊应该常规复查血脂,及时调整降脂药物的种类和剂量;需要居家监测、门诊定期复查,以便及时进行降压药物的调整,保证血压控制在理想水平;同时,血糖的管理也十分重要,需要居家监测、定期门诊复查,以便及时调整降糖药或胰岛素,把血糖控制在理想范围内。

冠心病患者饮食注意事项

冠心病患者一定要注意控制食盐的摄入量,不能吃太咸的食物,如腌菜、泡菜等腌制食品;也不能吃含糖量过高的食物,如巧克力、奶油和蛋糕等,它们都可能造成高脂血症、高血糖或者血压增高。一定要低盐低脂高纤维膳食,平时多吃一些新鲜的瓜果蔬菜和含钾多的食物,如常见的菠菜、黄瓜、木耳、香蕉、苹果、草莓等,不吃辛辣刺激类食物。

冠心病患者运动原则

第一,要选择适当的运动,既能达到锻炼的效果,又容易坚持,避免竞技性运动。第二,只在感觉良好时运动,身体不适时注意休息。第三,注意周围环境因素的影响,在寒冷和炎热气候时应该降低运动量和运动强度,要穿戴宽松、舒适、透气的衣服和鞋袜,上坡时要减慢速度,饭后半小时内最好不做剧烈运动。第四,患者要根据个人能力定期检查和修正运动的强度和时间,避免过度训练。第五,警惕不适症状,运动时如果出现一些不适症状,应立即停止运动。

冠心病患者的健康生活方式

冠心病患者首先要改善生活方式,进行合理膳食,控制膳食总热量,以维持正常体重。40岁以上者尤其应预防发胖,超过正常标准体重者要食用低盐、低胆固醇饮食。提倡饮食清淡,多进食富含维生素C和植物蛋白的食物,尽量以植物油为主。严禁暴饮暴食。适当进行体力劳动和体育锻炼,生活要有规律,注意劳逸结合,保持乐观、愉快的情绪,不吸烟、不饮烈性酒。积极控制一些与本病有关的危险因素,如高血压、糖尿病、高脂血症等。

第三章

高血压防治新认识、新理念和新进展

我国高血压疾病防治任重道远

目前,我国整体人群中高血压的患病率仍在呈升高趋势,据2012—2015年全国高血压抽样调查显示:18岁以上的成人高血压(≥140/90 mmHg)患病粗率约为27.9%,即全国约有2.45亿高血压患者。该结果与2002年第四次全国营养与健康调查相比,高血压的患病率显著升高。高血压及其相关心脑血管疾病负担日益加重,已成为我国重大公共卫生问题。

从疾病流行角度看,高血压发病整体存在两个比较显著的特点:从南方到北方,高血压患病率递增;不同民族的高血压患病率存在差异。

随着国家对慢病防治的逐渐深入,我国高血压患者整体的知晓率、治疗率和控制率(粗率)近年来均有明显提高,但总体仍处于较低水平,分别是51.6%、45.8%和16.8%。其中,高钠、低钾膳食,以及超重、肥胖是我国人群重要的高血压危险因素。

我国高血压诊断标准为何与国际不同

我国高血压临床诊断标准

目前,我国高血压诊断标准按照《中国高血压防治指南(2018年修订版)》执行。依据血压测量方式的不同,其诊断标准也做相应调整，具体分为诊室血压诊断标准、动态血压监测的高血压诊断标准、家庭血压监测的诊断标准。

我们广泛定义的高血压是指在未使用降压药物的情况下，非同日3次测量诊室血压，收缩压≥140 mmHg和（或）舒张压≥90 mmHg。其中，收缩压≥140 mmHg和舒张压＜90 mmHg为单纯收缩期高血压；若患者既往有高血压史，目前正在使用降压药物，血压虽然低于140/90 mmHg，仍应诊断为高血压。

动态血压监测的高血压诊断标准为平均收缩压/舒张压24小时≥130/80mmHg，白天≥135/85 mmHg，夜间≥120/70 mmHg。

家庭血压监测的高血压诊断标准为≥135/85 mmHg，与诊室血压的140/90mmHg相对应。

《国家基层高血压防治管理指南（2020版）》明确基层高血压以诊室血压为主要诊断依据，以140/90 mmHg为界，在4周内复查2次，非同日3次测量均达到上述诊断界值即可确诊。整体来看，我国对于高血压的诊断标准是一致的。

国际高血压临床诊断标准

国际上对高血压的诊断标准更为严格。2017年《美国高血压指南》率先将高血压诊断标准修订为≥130/80 mmHg；随后，各类国际权威指南都建议将血压控制在130/80 mmHg以下。可见，更为严格的管控血压已经成为较为广泛的共识，将＜130/80 mmHg作为多数高血压患者的血压控制目标正得到越来越多学者的认同。

为何我国暂不适用国际高血压临床诊断标准

目前我国高血压防控仍处于较低水平，单纯来看，下调高血压的诊断标准对提升我国居民对高血压危害性的认识、提升控制血压的主观意识、改善血压控制率等方面有正向促进作用，但仅仅下调诊断界值也会带来一系列社会问题。有关研究结果显示，若将≥130/80 mmHg作为高血压诊断标准，我国18岁及以上成年人中的高血压患病率将高达60.1%，患者数将达到6.6亿。考虑到目前我国血压测量不规范现象严重且普遍，也会导致血压测量值整体偏高。因此，130/80 mmHg的高血压诊断标准在我国暂不适宜。

2020国际高血压学会《国际高血压实践指南》新启示

2020年5月6日，国际高血压学会首次单独发布《国际高血压实践指南》。该指南是在借鉴各国指南优点、综合考虑全球各地区收入水平差距并基于循证医学基础上制定的一个统一指南，将高血压定义为：非同日多次重复测量后，诊室收缩压≥140 mmHg和/或诊室舒张压≥90 mmHg。该定义适用于所有成年人（年龄≥18岁）。该指南将正常血压界限调整为130/85 mmHg，不同于多部其他指南推荐的130/80 mmHg，进一步放宽了正常血压限值。

《国际高血压实践指南》与我国《中国高血压防治指南（2018年修订版）》基本一致，这也体现了高血压诊断标准不仅仅要考虑学术因素，也要综合考虑社会、经济等各种因素的影响，以对社会整体健康效益最为有利的标准为宜。

如何选择家用血压计

《中国高血压防治指南（2018年修订版）》推荐使用经过国际标准方案认证的上臂式家用自动电子血压计，不推荐腕式血压计、手指血压计、水银柱血压计进行家庭血压监测。其中，电子血压计使用期间应定期校准，每年至少1次。

近年来，随着智能设备、互联网技术的飞速发展与普及应用，其在高血压等慢病管理中的作用也在逐步凸显，选择一款具有无线蓝牙数据传输功能的移动血压监测设备成为我国居民的新选择。在选择移动血压监测设备时，需要关注如下基本原则。

● **基本资质**：具有国家食品药品监督管理总局及相关认证的医疗检测设备，符合国家医疗器械相关的认证许可。

● **临床验证**：通过国际公认的、标准的、认证的产品。

● **数据传输**：作为互联网血压管理的监测设备，必须具备远程数据传输功能，传输方式包括使用物联网传输协议远程传输以及蓝牙技术借助手机端进行数据传输。

● **其他功能要求**：①轻巧便携；②接口灵活；③高效传输；④开放连接代码，便于与平台连接、加密传输；⑤供电持久稳定；⑥电池续航能力强。

如何在不同场景下准确测量血压

血压测量是评估血压水平、诊断高血压以及观察降压疗效的根本手段和方法，掌握正确的血压测量方法是非常必要的。目前在临床和人群防治工作中，主要采用诊室血压测量和诊室外血压测量。其中，诊室外血压测量包括动态血压监测和家庭血压监测，可用于提供医疗环境外的大量血压数据，在诊断白大衣高血压、隐蔽性高血压和单纯夜间高血压等方面，以及观察异常血压节律与变异、评估降压疗效、控制全时间段（包括清晨、睡眠期间）血压并预测心血管风险能力方面均优于诊室血压测量。

《中国高血压防治指南（2018年修订版）》对于血压测量方法提出了明确的标准和要求。

诊室血压测量要点

（1）受测者安静休息至少5分钟后开始测量坐位上臂血压，上臂应置于心脏水平。

（2）推荐使用经过验证的上臂式医用电子血压计，水银柱血压计将逐步被淘汰。

（3）使用标准规格的袖带（气囊长22~26 cm、宽12 cm），肥胖者或臂围大者（>32 cm）应使用大规格气囊袖带。

（4）首诊时，应测量两上臂血压，以血压读数较高的一侧作为测量值。

（5）测量血压时，应相隔1~2分钟重复测量，取两次读数的平均值记录。如果收缩压或舒张压的两次读数相差5 mmHg以上，应再次测量，取3次读数的平均值记录。

（6）老年人、糖尿病患者及出现体位性低血压情况者，应该加测站立位血压。站立位血压在卧位改为站立位后1分钟和3分钟时测量。

（7）在测量血压的同时，应测定脉率。

1. 诊室外血压测量要点

动态血压监测测量方法

（1）使用经过国际标准方案认证的动态血压监测仪并定期校准。

（2）通常白天每15~20分钟测量1次，晚上睡眠期间每30分钟测量1次。应确保24小时期间血压有效监测，每小时至少有1个血压读数；有效血压读数应达到总监测次数的70%以上，计算白天血压读数≥20个，计算夜间血压读数≥7个。

（3）动态血压监测指标：根据动态血压监测数值计算24小时、白天（清醒活动）、夜间（睡眠）收缩压和舒张压平均值。

2. 家庭血压监测测量方法

（1）如果采用上臂式血压计进行家庭血压监测，测量血压的一般条件与在诊室测量血压时大致相似。在有靠背的椅子上坐位休息至少5分钟后开始测量血压。测量血压时，将捆绑袖带一侧的前臂放在桌子上，捆绑袖带上臂的中点与心脏同一水平，两腿放松、落地。也可采用更舒适一些的落座条件，如沙发等稍矮一些的坐位，但应确保捆绑袖带的上臂的中点与心脏处于同一水平。

（2）详细记录每次测量血压的日期、时间以及所有血压读数，而不是只记录平均值。应尽可能向医生提供完整的血压记录。

（3）一般精神高度焦虑患者不建议家庭自测血压。

什么时间段和频率做家庭血压监测最适宜

依据《2019中国家庭血压监测指南》建议，高血压患者可在主管医生指导下安排合理的血压监测时间与频率。

（1）家庭血压监测时，应每日早上、晚上测量血压，每次测量应在坐位休息5分钟后测2~3次，每次间隔1分钟。

（2）初诊患者、治疗早期或虽经治疗但血压尚未达标患者应在就诊前连续测量5~6天，血压控制良好时，每周测量至少1次。

（3）通常，早上血压测量应在起床后1小时内进行，服用降压药物之前、早餐前、剧烈活动前。考虑到我国居民晚饭时间较早，通常建议在晚饭后或睡觉前进行晚间血压测量。这里要提醒大家，不论早上还是晚上，测量血压前均应排空膀胱。

（4）为了确保家庭血压监测的质量，血压监测期间应记录起床时间、上床睡觉时间、三餐时间以及服药时间。

值得注意的是，患者可以选择使用具有数据传输功能的移动智能监测血压计，这样血压数据可依托互联网技术自动上传到手机小程序或软件的云端，部分平台甚至还可以自动、定期生成血压数据报告，可省去我们记录血压的烦琐日常，直观高效地掌握血压数据的变化趋势。同时，医师复查时可以根据软件记录的血压数值趋势，为您制定更贴切的治疗方案。

哪些因素让您的血压起伏不定

原发性高血压的病因为多因素,尤其是遗传和环境因素共同作用的结果。但遗传与环境因素具体通过何种途径升高血压尚不明确,就遗传因素来看,高血压具有明显的家族聚集性;而环境因素中的饮食、运动等不良生活习惯同样会对血压产生很大影响。所以,管理血压除了关注遗传因素,还需要我们综合改善生活方式,以达到稳定血压的目的。

高钠、低钾膳食

高钠、低钾膳食是我国人群重要的高血压发病危险因素。研究发现,24小时尿钠排泄量中位数增加2.3 g,则收缩压/舒张压中位数平均升高5~7 mmHg/2~4 mmHg。2012年我国18岁及以上居民的平均烹调盐摄入量为10.5g,虽低于1992年的12.9 g和2002年的12.0 g,但较推荐的盐摄入量水平依旧高出75%,且中国人群普遍对钠敏感。

超重和肥胖

超重和肥胖是高血压患病的重要危险因素。近年来,我国人群中超重和肥胖的比例明显增加,35~64岁中年人的超重率为38.8%、肥胖率为20.2%,其中女性高于男性、城市人群高于农村、北方居民高于南方。中国成年人超重和肥胖与高血压发病关系的随访研究结果显示，随着体质指数的增加，超重组和肥胖组的高血压发病风险是体重正常组的1.16~1.28倍。超重和肥胖与高血压患病率关联最显著。内脏型肥胖与高血压的关系较为密切，随着内脏脂肪指数的增加，高血压患病风险增加。

过量饮酒

过量饮酒包括危险饮酒（男性41~60 g/日，女性21~40 g/日）和有害饮酒（男性＞60g/日，女性＞40g/日）。我国饮酒人数众多，18岁以上居民饮酒者中有害饮酒率为9.3%。限制饮酒与血压下降显著相关，酒精摄入量平均减少67%，则收缩压下降3.31 mmHg、舒张压下降2.04 mmHg。目前有关少量饮酒有利于心血管健康的证据尚不充分，但相关研究表明，即使对少量饮酒的人而言，减少酒精摄入量也能够改善心血管健康、减少心血管疾病的发病风险。

吸烟

吸烟是高血压病的危险因素之一，同时也会增加高血压患者的并发症与死亡率。烟草中的尼古丁会兴奋血管运动中枢，使小动脉收缩，增加外周阻力，导致血压升高；吸烟产生的烟碱和一氧化碳可加速动脉粥样硬化和血栓形成；吸烟刺激交感神经系统，促使儿茶酚胺和血管加压素分泌增加，引起心率加快、血压增高和心律失常。长期大量吸烟会引起小动脉的持续收缩，久而久之，小动脉管壁变厚并逐渐硬化，从而引起高血压。

长期精神紧张

精神紧张包括焦虑、担忧、心理压力紧张、愤怒、恐慌或恐惧等。长期精神紧张是高血压患病的危险因素，精神紧张可激活交感神经，从而使血压升高。一项荟萃分析显示，精神紧张者发生高血压的风险是正常人群的1.55倍。

睡眠呼吸暂停综合征

在睡眠中呼吸暂停的时间内，大脑一直处于缺氧状态，血氧饱和度降低会使交感神经兴奋，并且释放更多的血管活性物质，加强血管收缩。同时，还可通过炎症、氧化应激反应对血管内皮造成损害，增加肾素－血管紧张素－醛固酮系统活性，从而导致血压持续升高。

高血压让器官真的很受伤

临床上把高血压最常引起损害的器官，如心、脑、肾、血管、眼底等重要器官，称为高血压靶器官。

高血压患者如果血压控制不佳，将导致动脉中层平滑肌细胞增殖、纤维化，动脉管壁增厚和管腔狭窄，神经内分泌激活，继之以重要靶器官组织缺血、结构与功能受到影响，即最先出现早期器官功能障碍。随后，器官损伤、病理性重构可能导致的临床结局包括左心室肥大、心力衰竭、短暂性脑缺血发作、脑卒中、视网膜病变、外周血管疾病、肾功能衰竭等，最终导致终末期器官衰竭及死亡。

研究发现，高血压患者靶器官损害发生率可达 40.3%，其中心力衰竭发生率高达 30.8 例/（1000 人次·年），缺血性心脏病为 22 例/（1000 人次·年），控制现状亟待改善。而目前高血压所致心血管并发症仍是我国居民的首位死亡原因，也是终末期肾病的主要病因之一。

基于严重危害和高发现状，《中国高血压防治指南（2018 年修订版）》指出：靶器官损害是高血压诊断评估的重要内容。如能早期检出并及时治疗，亚临床靶器官损害是可以逆转的，患者预后也可以改善。

心脏损害

左心室肥大是高血压主要的靶器官损害，是心血管许多疾病发生和发展的独立危险因素，左心室肥大的发生使猝死、心衰、心律失常的危险明显增加。

高血压可引起血管内皮细胞功能降低，从而易于形成动脉粥样硬化，而动脉粥样硬化是冠心病的主要病理基础，因此高血压是引起冠心病的最重要危险因素之一。

不管是左心室肥大还是冠心病，都增加了心力衰竭的发生风险，最终可能进展为严重心力衰竭，导致恶性心律失常甚至猝死。

脑损害

高血压对脑部的损害表现为短暂性脑缺血发作、高血压脑卒中（包括脑出血、脑梗塞）、高血压脑病、认知功能降低、痴呆、视力丧失等。

短暂性脑缺血发作（TIA）与脑动脉粥样硬化及微栓塞有很大关系，往往是缺血性脑卒中的前奏，非常值得关注。TIA是因供应脑部血流的某个血管暂时阻塞或不通，造成该血管供应的脑部组织短暂缺血，因而产生各式各样的神经功能缺失症状，如一过性眩晕、单侧肢体麻木、眼震、站立或行走不稳、单瘫、偏瘫、偏身感觉障碍、失语、单眼视力障碍等。

高血压是脑卒中的首要危险因素，脑卒中患者中有高血压病史者占76.5%；高血压患者的脑卒中发生率比正常血压者高6倍。高血压脑卒中是导致高血压患者死亡的主要原因。绝大部分脑卒中存活患者会遗留有偏瘫、失语甚至失明等严重的后遗症，严重危害患者健康并影响其生活质量。

高血压脑病是在血压显著升高的情况下，脑部小动脉发生持久而严重的痉挛后出现被动性或强制性扩张，脑循环发生急剧障碍，导致脑水肿和颅内压升高，从而出现一系列临床表现，如头痛、恶心、呕吐、神经系统损害体征、抽搐、意识障碍、精神异常以至生命体征的改变等。

肾损害

肾脏损害是高血压主要的靶器官损害，高血压病史多在5~10

年以上。

高血压肾损害病程进展缓慢，少部分渐发展成肾功能衰竭。长期高血压使肾小球内压力增高，造成肾小球损害和肾微小动脉病变，主要病理改变是肾小动脉硬化性肾硬变。随着血压升高，终末期肾病的发生率也明显增加。急进性高血压1年内未控制，可以出现肾脏衰竭。

高血压肾损害早期仅有夜尿增多，继之出现蛋白尿（表现为小便带有明显的泡沫），个别病例可因毛细血管破裂而发生短暂性肉眼血尿，但不伴明显腰痛。在肾功能损害严重阶段，可出现全身水肿，甚至厌食、贫血、瘙痒等肾功能衰竭和低蛋白血症症状。

血管损害

长期高血压可导致血管内皮功能异常、颈动脉内膜增厚、动脉粥样斑块形成、主动脉夹层等。高血压患者大多伴有动脉粥样硬化，下肢动脉因粥样硬化发生狭窄或闭塞时，可出现间歇性跛行；严重者可有下肢静息痛，甚至溃疡或坏疽，有些患者需要截肢。主动脉夹层是指主动脉内膜撕裂，血流把主动脉壁的内膜和中层剥离，形成壁内血肿。典型者可表现为突发的胸腹部撕裂样剧痛，病情非常凶险，可伴休克甚至猝死。如有间断的胸痛、腹痛伴发热等症状，要注意不典型主动脉夹层的可能。

视网膜损害

高血压可损害眼底动脉、视网膜、视神经，造成眼底视网膜小动脉硬化、视网膜出血和渗出、视网膜中央动脉或静脉阻塞、视乳头水肿萎缩、黄斑变性等,导致视力下降,严重者失明。

高血压治疗达标是国民的必修课

高血压作为心脑血管疾病最重要的危险因素,导致的危害不言而喻。坚持健康的生活方式以及科学合理的用药,不仅可有效降低血压,也可直接或间接降低心脑血管病的发生风险。

健康生活方式六部曲

(1)**科学合理食盐**:按照《中国居民膳食指南》(2016版)和《健康中国行动(2019~2030)》的要求,健康成年人人均每日食盐摄入量不高于5 g(1 g盐约等于400 mg钠),2~3岁幼儿摄入不超过2 g,4~6岁幼儿摄入不超过3 g,7~10岁儿童摄入不超过4 g。

- **循序渐进地减盐**:日常烹饪学会使用定量盐勺,减少使用酱油、蚝油、豆瓣酱、味精、鸡精、番茄酱等调味品,可用辣椒、蒜、醋、胡椒等为食物提味。

- **警惕生活中"藏起来"的盐**:盐可能隐藏在你感觉不到咸的食品中,比如方便面、挂面、坚果、面包、饼干、冰激凌等,要警惕这些"藏起来"的盐,少吃咸菜、酱制食品、加工食品和罐头等。

- **尝试购买低钠盐**:低钠盐指只含70%的氯化钠,剩下的30%以氯化钾、碘化钾等成分替代的一种食盐。也就是说,同样的口味，低钠盐的使用可以减少 1/3 的钠摄入量。但需要注意的是，因为低钠盐中含有钾，故慢性肾脏疾病或尿毒症患者不推荐食用低钠盐。

● **购买包装食品时记得阅读营养成分表**：尽可能选购钠含量较低的食品。营养标签中的钠就代表盐，1 g 钠相当于 2.54 g 盐。例如，某品牌鸡翅营养成分表显示 100 g 鸡翅含钠量 1400 mg，换算成含盐量约为 3.6 g，已经远超国际通用高盐食品的标准，即含盐量超过 1.5 g/100 g（或含钠量 600 mg/100g）。建议少买这样的高盐食品，尽可能选择具有"低盐""少盐"或"无盐"标识的食品。

● **在外就餐这样做**：在外就餐时，主动要求餐馆少放盐，有条件的尽量选择低盐菜品。

（2）**控制体重**：超重和肥胖可促使血压上升，增加患高血压的风险，腹型肥胖可能与高血压有更强的相关性。建议保持体重指数 <24；男性腰围 <90 cm，女性腰围 <85 cm。

（3）**适量运动**：运动可降低交感活性、缓解紧张情绪、减轻体重、降低高血压发生风险，建议根据自身条件适量进行有氧运动、肌肉力量练习和柔韧性练习。

（4）**戒烟**：吸烟可增加心脑血管病风险，建议戒烟。

（5）**不饮酒或限制饮酒**：大量饮酒使血压升高，不饮酒对健康最有益。推荐高血压患者不饮酒、目前在饮酒的高血压患者戒酒。如暂时无法完全戒酒，应尽可能减少饮酒量。

（6）**保持心理平衡**：长期精神紧张或焦虑、抑郁状态可增加高血压的患病风险。应保持积极乐观的心态、避免负面情绪，必要时积极接受心理干预。

平稳降压，长期达标

● **平稳降压**：血压降低过快容易发生缺血甚至脑梗死，大多数降压药需要服用3~4周才能达到效果，不要盲目换药。

● **长期服药**：有的患者发现血压正常了就减量甚至停药，使血压忽高忽低，造成更大的心脑血管损伤。如需减药，应密切监测血压变化，并请医生调整治疗方案。

● **定期复查**：监测心、脑、肾损伤指标，及时与医生沟通，调整治疗方案。不仅是高血压患者，其他慢性疾病患者在病程中均应尽可能地配合医护人员不同形式的随访，以便医护及时掌握患者院外的病情。

● 不能用保健品、保健理疗或食疗替代降压药治疗。

H型高血压——中国人的高血压与众不同

我国高血压病总体呈显著的"三高三低"特点，三高即患病率高、增长趋势高、危害性高；三低即知晓率低、治疗率低、控制率低。然而，放眼全球，不少欧美国家的高血压患病率高于我国，但高血压控制率和脑卒中的发病率远低于我国，究竟是我国高血压防治水平落后，还是我国高血压与欧美国家的高血压有何不同？

以往认为，中西方的巨大差异主要是由高血压的控制不同所致。但事实证明：我国人群整体叶酸水平偏低，高同型半胱氨酸水平偏高，两者代谢通路中亚甲基四氢叶酸还原酶基因突变率高，三者与高血压联合作用，这是我国高血压患者的特有症状，也是我国脑卒中高发的重要原因。

由于高血压与高同型半胱氨酸血症在脑卒中发病风险上具有显著的协同作用，且我国高血压患者中约 3/4 伴有高同型半胱氨酸血症，为了强调其危害性与普遍性，我国学者提出 H 型高血压的概念，即高血压合并高同型半胱氨酸血症。

《H 型高血压诊断与治疗的专家共识》将 H 型高血压定义为：伴高同型半胱氨酸升高（高同型半胱氨酸 ≥ 10 mmol/L）的高血压。叶酸缺乏和（或）高同型半胱氨酸 / 叶酸代谢途径中关键酶的缺陷或基因突变是导致高同型半胱氨酸水平升高的主要原因。

由霍勇团队完成的全世界最大规模的脑卒中一级预防研究表明，我国高血压患者中 H 型高血压比例约为 80.3%，服用依那普利叶酸片试验组较依那普利对照组在血压控制一样的情况下，依那普利叶酸片试验组额外降低首发脑卒中风险 21%。对于大众而言，中国脑卒中一级预防研究传递的主要信息有三点：

- **我国高血压特点显著**：研究发现中国人群体内叶酸含量低，叶酸缺乏人群占绝大部分，这也是为何我国高血压防治效果始终未达到理想状态的主要原因之一。
- **补充叶酸可有效减少脑卒中的发生。**
- **明确了叶酸补充剂量**：在规律服药并有特定剂量前提下，应长期坚持补充叶酸，每天补充剂量为 0.8 mg，进而可降低脑卒中风险。

如何选择高血压常用药物

常用降压药物包括钙通道阻滞剂、血管紧张素转化酶抑制剂、血管紧张素受体拮抗剂、利尿剂和β受体阻滞剂五类，以及由上述药物组成的固定配比复方制剂。

《中国高血压防治指南（2018年修订版）》建议：五大类降压药物均可作为初始和维持用药的选择，应根据患者的危险因素、亚临床靶器官损害以及合并临床疾病情况合理用药。

根据高血压合并靶器官损害或临床疾病情况优先选择某类降压药物，这些临床情况可称为药物的强适应证。

高血压常用治疗药物

1. 钙通道阻滞剂（CCB）

临床上，CCB分为二氢吡啶类CCB和非二氢吡啶类CCB，主要有硝苯地平、维拉帕米和地尔硫䓬等。

二氢吡啶类CCB可与其他四类药联合应用，尤其适用于老年高血压、单纯收缩期高血压、伴稳定性心绞痛、冠状动脉或颈动脉粥样硬化及周围血管病患者。常见不良反应包括反射性交感神经激活导致心跳加快、面部潮红、脚踝部水肿、牙龈增生等。二氢吡啶类CCB没有绝对禁忌证，但心动过速与心力衰竭患者应慎用。急性冠状动脉综合征患者一般不推荐使用短效硝苯地平。

非二氢吡啶类CCB也可用于降压治疗，因其药理作用包括抑制心脏收缩功能和传导功能，故常见不良反应包括心动过缓及二度至三度房室阻滞；心力衰竭患者禁忌使用。在使用非二氢吡啶类 CCB 前，应详细询问病史、进行心电图检查，并在用药 2~6 周内复查。

2. 血管紧张素转化酶抑制剂（ACEI）

ACEI 常用的有卡托普利、依那普利、贝那普利、西拉普利等，其降压作用明确，对糖脂代谢无不良影响，限盐或加用利尿剂可增加 ACEI 的降压效应。尤其适用于高血压伴慢性心力衰竭、心肌梗死后心功能不全、心房颤动预防、糖尿病肾病、非糖尿病肾病、代谢综合征、蛋白尿或微量白蛋白尿的患者。

最常见不良反应为干咳，多见于用药初期，症状较轻者可坚持服药，不能耐受者可改用 ACEI。其他不良反应有低血压、皮疹，偶见血管神经性水肿及味觉障碍。长期应用有可能导致血钾升高，应定期监测血钾和血肌酐水平。双侧肾动脉狭窄、高钾血症及妊娠妇女禁用。

3. 血管紧张素受体拮抗剂（ARB）

ARB 常用的有氯沙坦、缬沙坦、厄贝沙坦等，可降低有心血管病史（冠心病、脑卒中、外周动脉病）患者的心血管并发症发生率和高血压患者的心血管事件风险，降低糖尿病或肾病患者的蛋白尿及微量白蛋白尿。

ARB 尤其适用于伴左心室肥大、心力衰竭、糖尿病肾病、冠心病、代谢综合征、微量白蛋白尿或蛋白尿患者以及不能耐受血管紧张素转化酶抑制剂的患者，并可预防心房颤动。

不良反应少见，偶有腹泻。长期应用可升高血钾，应注意监测血钾及肌酐水平变化。双侧肾动脉狭窄、妊娠妇女、高钾血症者禁用。

4. 利尿剂

利尿剂主要通过利钠排尿、降低容量负荷发挥降压作用。用于控制血压的利尿剂主要是噻嗪类利尿剂，分为噻嗪型利尿剂和噻嗪样利尿剂两种，前者包括氢氯噻嗪和苄氟噻嗪等，后者包括氯噻酮和吲达帕胺等。

在我国，常用的噻嗪类利尿剂主要有氢氯噻嗪和吲达帕胺。噻嗪类利尿剂易引起低血钾，长期服用者应定期监测血钾，必要时适量补钾。痛风者禁用。高尿酸血症以及明显肾功能不全者慎用，明显肾功能不全者如需使用利尿剂，应使用袢利尿剂，如呋塞米等。

保钾利尿剂（如阿米洛利）、醛固酮受体拮抗剂（如螺内酯）也可用于控制难治性高血压。在利钠排尿的同时不增加钾的排出，与其他具有保钾作用的降压药（如血管紧张素转化酶抑制剂或血管紧张素受体拮抗剂）合用时，需注意发生高钾血症的危险。螺内酯长期应用有可能导致男性乳房发育等不良反应。

5. β 受体阻滞剂

β受体阻滞剂尤其适用于伴快速性心律失常、冠心病、慢性心力衰竭、交感神经活性增高以及高动力状态的高血压患者。常用的有美托洛尔、阿替洛尔、比索洛尔、卡维洛尔、拉贝洛尔等。

常见不良反应有疲乏、肢体冷感、激动不安、胃肠不适等，还可能影响糖、脂代谢。二/三度房室传导阻滞、哮喘患者禁用。慢性阻塞型肺病、运动员、周围血管病或糖耐量异常者慎用。糖脂代谢异常时，一般不首选β受体阻滞剂，必要时也可慎重选用高选择性β受体阻滞剂。长期应用此类药物者突然停药可发生反跳现象，即原有的症状加重或出现新的表现，较常见血压反跳性升高伴头痛、焦虑等，称为撤药综合征。

6. α受体阻滞剂

不作为高血压治疗的首选药，适用于高血压伴前列腺增生患者，也用于难治性高血压患者的治疗。开始给药应在入睡前，以预防体位性低血压发生，使用中注意测量坐、立位血压，最好使用控释制剂。体位性低血压者禁用。心力衰竭者慎用。

7. 肾素抑制剂

作用机制是直接抑制肾素，继而减少血管紧张素Ⅱ的产生，可显著降低高血压患者的血压水平。这类药物耐受性良好，最常见的不良反应为皮疹、腹泻。

中医药在血压管理中的应用

中医药在高血压的诊治管理中独具特色，根据高血压发病特点及临床表现，通过辨证可归属中医眩晕、头痛、风眩、头风等范畴。根据高血压中医流行病学数据，可简要分为风阳上亢、肝肾阴虚等实、虚两个证型进行辨治，痰、火、瘀等病理因素作为兼夹证候处理。

1. 风阳上亢证

- **主症**：眩晕耳鸣，头痛且胀，遇劳或恼怒加重。
- **次症**：急躁易怒，少寐多梦，面红目赤，肢麻震颤。

- **舌脉**：舌质红，苔黄，脉弦。

中成药可选择天麻钩藤颗粒和松龄血脉康胶囊。

2. 肝肾阴虚证

- **主症**：眩晕，腰酸膝软，五心烦热。
- **次症**：心悸，耳鸣，失眠，健忘。
- **舌脉**：舌红苔少，或伴有裂纹，脉弦细数。

中成药可选择杜仲平压片与杞菊地黄胶囊。

另外，肝火亢盛证可选用牛黄降压丸，痰瘀互结证可应用心脉通胶囊，肾气亏虚证应用金匮肾气丸。复方罗布麻片与珍菊降压片主要降压效果来源于其中的化学药物成分，不属于中成药范畴，无须辨证，应根据临床需要使用。

高血压药物治疗新突破

近期的里程碑式研究和新的美国、加拿大、澳大利亚和欧洲高血压指南都推荐更加严格的血压控制，因此，我们迫切地需要一些更为有效的降压治疗策略。

单片复方制剂治疗高血压

近年来，人们开始注重研发复方制剂，以期通过提高患者对处方药物的依从性而提高血压控制率。世界卫生组织的成人高血压药物治疗指南也建议：初始联合降压治疗优先选择单片复方制剂。单片复方制剂是常用的一组高血压联合治疗药物，通常由不同作用机制的两种或两种以上降压药组成。与随机组方的降压联合治疗相比，其优点是使用方便、可改善治疗的依从性及疗效，是联合治疗的新趋势。

我国传统的单片复方制剂有复方利血平（复方降压片）、复方利血平氨苯蝶啶片。而新型的单片复方制剂一般由不同作用机制的两种药物组成，多数每天口服1次。

血管紧张素受体脑啡肽酶抑制剂治疗高血压

血管紧张素受体脑啡肽酶抑制剂首次登上世界舞台，得益于其对心衰患者的出色疗效。近年来，高血压治疗开始注重以降压为基础，同时降低心血管事件发生风险、改善患者预后的治疗策略。血管紧张素受体脑啡肽酶抑制剂在降压方面表现出降幅大、起效快、24小时控压的特点，同时对心脏、肾脏和血管等器官表现出优越的保护作用，并可降低心血管事件的发生风险。

国家药品监督管理局已于2021年6月1日正式批准沙库巴曲缬沙坦用于治疗原发性高血压，标志着我国高血压治疗领域10多年来的新药突破，为高血压的治疗打开了全新局面。

新型武器——肾动脉去交感神经消融术治疗高血压

长久以来，高血压的治疗主要是通过药物治疗及生活方式的改善，但很多患者面临药物治疗效果不佳、长期药物治疗依从性差、药物不良反应大、用药存在禁忌等问题，亟须药物治疗以外的、能长期平稳控压的全新治疗方式。尤其是难治性高血压（同时使用3类降压药物，通常包括长效CCB、肾素–血管紧张素系统阻滞剂和利尿剂，但患者血压仍高于目标血压或使用超过4种抗高血压药物后血压才能控制）会导致靶器官损害更为严重，患者更易发生急慢性心脑血管事件，预后更差，被公认为十分棘手的临床难题。

肾动脉去交感神经消融术（RDN）是一种基于介入器械的新型高血压治疗方法，在主要通过射频能量对分布于肾动脉及紧邻的肾神经进行消融，在一定程度上阻断大脑和肾脏之间的神经信号传导，从而降低高血压患者的交感神经兴奋性、调节神经内分泌系统、实现一次手术长期获益的效果。

RDN治疗高血压拥有海量和坚实的基础研究支持，目前多项最新荟萃分析均显示术后患者收缩压和舒张压均较对照组显著下降。相信随着临床研究的深入、消融技术的不断完善、新的消融器械不断研发，RDN终将为高血压的治疗开拓一片新天地，为更多高血压患者送去福音。

第四章

心脏瓣膜病的新理念、新认识和新方法

第四章　心脏瓣膜病的新理念、新认识和新方法

什么是心脏瓣膜病

正常的心脏共有四个腔室，分别是左心房、左心室、右心房和右心室，这四个腔室相当于一套两室两厅的公寓。人体心房中的血液通过搏动有规律地进入心室，再让心室当中的血液有规律地经主动脉传输至全身动脉，这构成了人体的血液循环。由此可见，这套"两室两厅"非常重要。有房间就会有门，心脏瓣膜就是心脏这座套房里的四扇门，即二尖瓣、三尖瓣、主动脉瓣和肺动脉瓣。它们连接着四个腔室和动脉，主动脉瓣连接着主动脉和左心室；二尖瓣连接着左心室和左心房；三尖瓣连接着右心房和右心室；肺动脉瓣则连接着右心室和肺动脉。

这些瓣膜从我们还未出生时就开始默默工作——也就是不断地张开-闭合-张开-闭合。每次心脏收缩和舒张，就会引发这"四扇门"交替地开门或关门。因为只有这样，才能让血流顺畅地通过心脏流向全身。心脏瓣膜病，顾名思义，就是"门"及其附属结构出了问题，这些部位包括瓣叶（门页）、瓣环（门框）、腱索和乳头肌（弹簧）。一旦这些部位的结构和功能遭到破坏，"四扇门"要么关不严、要么开不全，进而影响血液的正常流动，造成心脏功能异常，最终可导致心力衰竭。

心脏瓣膜病的病因

心脏瓣膜病病因复杂多样，大致分为两类：一种是先天性因素，就是心脏"套房"里的门出厂时就带有缺陷，或者是设计的

问题，或者是材料的问题，其中有代表性的就是马凡氏综合征等；另一种是获得性因素，就是在日常使用过程中导致"门"逐渐损坏的因素，比如年久失修，即老年退行性瓣膜病，再比如"套房"结构本身出现问题，即心肌梗死、心力衰竭等。其他的常见原因还包括风湿热、黏液样变形、类癌瘤、结缔组织疾病和感染性心内膜炎等。

由于每扇门的特点不同，有的是二叶的，有的是三叶的；有的厚重，有的轻巧，所以其损坏的原因也各有不同，如风湿性心脏病最常累及二尖瓣，其次为主动脉瓣；老年退行性心脏瓣膜病最常累及主动脉瓣，其次为二尖瓣；诸多病因既可引起单个瓣膜病变，也可同时引起多个瓣膜病变。

心脏瓣膜病的易患人群

- **先天瓣膜不全**：瓣膜先天发育不对称、受力不均匀，承受压力更大的瓣膜毁损更快，到了一定年龄后更容易出现瓣膜问题。

- **老年人**：就像机器零件一样，心脏里面的零件瓣膜使用年限长了，会磨损、老化，出现打不开或关不上的情况。

- **风湿患者**：当风湿热发生时，瓣膜慢慢地增厚粘连，形成炎性改变。严重情况下，瓣膜会打不开、也关不上。

- **"三高"患者**：高血压、糖尿病、高脂血症等慢性疾病会增加心脏瓣膜病的发病风险。

- **生活习惯不良者**：暴饮暴食、饮酒、抽烟等不良生活习惯容易引起动脉硬化，有可能引起瓣膜病变。

第四章 心脏瓣膜病的新理念、新认识和新方法

心脏瓣膜病的分型

针对不同的心脏瓣膜病,需要不同的工具、技术和策略,为了方便医生判断和修复,首先要提示问题发生的位置,究竟是哪扇"门"出了问题;其次要体现哪种功能有异常,是关不严还是开不全。

心脏瓣膜病的分类非常简单,根据不同瓣膜产生的问题分为五大类:

- **主动脉瓣疾病**:包括主动脉瓣狭窄、主动脉瓣关闭不全。
- **二尖瓣疾病**:包括二尖瓣狭窄、二尖瓣关闭不全。
- **三尖瓣疾病**:包括三尖瓣狭窄、三尖瓣关闭不全。
- **肺动脉瓣疾病**:包括肺动脉瓣狭窄、肺动脉瓣关闭不全。
- **多瓣膜病**:相关病变累及两个或以上的心脏瓣膜。

另外,我们在分型的时候还需要知道问题的严重程度,做出伤情判断。具体标准就是所谓的瓣口面积,即不同的心脏瓣膜从瓣膜开口处的横截面积。正常人主动脉瓣口面积为 $2.6 \sim 3.5 \text{ cm}^2$、二尖瓣口面积为 $4.0 \sim 6.0 \text{ cm}^2$,当然这与个体也有分不开的关系。瓣口面积和疾病进展、临床表现与诊断治疗密切相关,一般情况下,心脏瓣膜病可分为轻、中、重度三大类:

- **轻度心脏瓣膜病**:瓣膜狭窄/关闭不全的程度较轻,如主动脉瓣轻度狭窄指瓣口面积在 $1.0 \sim 1.5 \text{ cm}^2$;二尖瓣轻度狭窄指瓣口面积在 $1.5 \sim 2.0 \text{ cm}^2$。
- **中度心脏瓣膜病**:瓣膜狭窄/关闭不全的程度加重,如主动脉瓣中度狭窄指瓣口面积在 $0.75 \sim 1.0 \text{ cm}^2$;二尖瓣中度狭窄指瓣口面积在 $1.0 \sim 1.5 \text{ cm}^2$。
- **重度心脏瓣膜病**:瓣膜狭窄/关闭不全的程度严重,如主

动脉瓣重度狭窄指瓣口面积≤0.75 cm^2；二尖瓣重度狭窄指瓣口面积＜1.0 cm^2。

心脏瓣膜病的诊断

如果把心脏流出道比作水管系统，那瓣膜就是这个系统中的"阀门"。阀门出了问题，会引发水流的改变，继而引发水流声音的改变；日久天长，就会引起排水系统结构和功能的变化。心脏瓣膜病可能表现为心脏杂音或非侵入性检查中偶然发现的瓣膜异常。临床上，确诊心脏瓣膜病最直接、最简便的手段就是进行超声心动图检查——也就是我们常说的心超。通过心超检查，可以确定心室大小和功能、瓣膜形态、病变严重程度以及对肺循环和体循环的影响。此外，心电图和胸部CT检查可以初步评估心脏瓣膜病，并判断患者是否存在其他症状，如心室肥大、心律失常、瓣膜损坏或瓣膜钙化；血生化检查可以评估患者血糖和胆固醇的变化情况，以便辅助诊断心脏瓣膜病的诱发原因，从而制定有针对性的治疗策略；放射性核素显像检查可以进一步确定患者的诱发原因，对治疗方法和预后进行指导和评估。

心脏瓣膜病有哪些临床表现

心脏瓣膜病的主要症状

我们一直形容瓣膜就像心脏中的"阀门"，一旦"阀门"出现问题，就会影响心脏的正常血流，导致心功能出现异常、身体表现出各种症状。

- **疲倦、乏力**：体力不如以前，容易累，手脚经常没劲。
- **呼吸困难**：在运动、情绪激动、妊娠时容易诱发胸闷、呼吸困难。随着病情加重，可出现静息时呼吸困难、夜间阵发性呼吸困难甚至端坐呼吸。
- **心悸**：根据病情的严重程度不同表现不一。有些是走平路感到不适，有些是爬楼梯感到不适、心慌、上不来气，严重的在休息时也会出现心慌、气促等症状。
- **胸部不适**：进行活动时，可能感到胸部有压力或重压感。
- **头晕或晕厥**：多发生于直立、运动中或运动后即刻，少数在休息时发生。
- **不明原因的咯血**：根据病情轻重，有些患者会咯粉红色泡沫样痰。
- **水肿**：脚踝、脚或腹部发生肿胀。

下面，以二尖瓣狭窄/关闭不全和主动脉瓣狭窄/关闭不全为例，具体说明心脏瓣膜病的临床表现。

1.二尖瓣狭窄的临床表现

最常出现的早期症状是劳力性呼吸困难，常伴有咳嗽、咯血；严重者出现夜间阵发性呼吸困难甚至无法平卧休息。随着瓣膜口狭窄加重，出现阵发性夜间呼吸困难，严重时可致急性水肿，此时咯大量粉红色泡沫痰。当发生右心衰竭时，可因胃肠道瘀血和体循环瘀血，出现食欲减退、腹胀、肝区疼痛、下肢浮肿。

2. 二尖瓣关闭不全的临床表现

症状较重者出现疲倦、心悸、劳力性呼吸困难等左心功能不全表现，后期可出现右心功能不全表现。

3. 主动脉瓣狭窄的临床表现

最普遍的症状有劳力性呼吸困难、心绞痛和晕厥，这也是主动脉瓣狭窄典型的三联症。

4. 主动脉瓣关闭不全的临床表现

较轻患者可无症状；比较严重的患者会有心悸、心前区不适、头部强烈震动感，常有体位性头晕。

需要特别指出的是，主动脉根部有供给心脏自身营养血管冠状动脉的开口，所以主动脉瓣病变时还可能引起心肌缺血、心绞痛发作。此外，瓣膜病可以合并血栓形成及赘生物，引起动脉系统栓塞，造成相应器官功能障碍（如脑梗死、心肌梗死、肾梗死等）；如果合并严重心律失常，还可能引发猝死。

瓣膜修复策略和瓣膜置换策略有啥不同

当心脏瓣膜病患者需要手术治疗时，经常会听到医师讨论到瓣膜修复和瓣膜置换。看似两者很相像，其实区别很大。心脏瓣膜修复是指通过外科手术的方式清除或重塑瓣膜组织，以修复受损的瓣膜或将粘连的瓣叶进行修复，就是通常所说的把心脏的门修理一下，但门还是原来的门。心脏瓣膜置换是选择生物瓣和机械瓣替换病变严重的瓣膜，是把原来的门换掉，重新换一个人造门。

目前来看修复比较难，而置换相对更容易实现，换一个新的"门"会比对老"门"修修补补要更有把握。对于瓣膜修复来讲，目前的心内科介入治疗手段完全可以达到修复目的，包括球囊扩张、经皮主动脉瓣置换等。瓣膜置换目前已经成为比较理想的治疗手段。当然，心脏瓣膜病病情轻重程度不同，在具体选择治疗方法上也会有一定的差异，主要是结合患者病情而定，需要瓣膜置换的，应尽早进行置换；需要修复的，也要在专业医生的指导下进行修复。每种手术方式都有不同适合的患者，选择适合的、能让病情得到最大限度改善的才是最好的方法。

生物瓣膜有何优越性

人工瓣膜置换手术是治疗心脏瓣膜病的主要方法。最理想的是换个跟原装一样的瓣膜，遗憾的是，目前并不存在完美无缺的瓣膜，都会有这样或那样的问题，所以很多患者和家属在手术前举棋不定，不知道该选择哪种人工瓣膜。

什么是生物瓣膜和机械瓣膜

现阶段，临床可供选择的人工心脏瓣膜主要包括生物瓣膜和机械瓣膜两种，二者各有优缺点。生物瓣是由其他动物的心包或主动脉瓣经过加工制成，植入人体后，瓣叶表面会被沉积的纤维蛋白和血管内皮组织覆盖,避免了激活凝血反应,因此不需要终身抗凝。一般术后只需进行3~6个月的抗凝治疗,提高了患者生活质量。但生物瓣的耐久性比机械瓣差,一般在术后5年左右出现磨损和钙化,使用寿命约10~15年。如果瓣膜发生结构性老化,会造成瓣膜狭窄和(或)关闭不全,严重的患者需要二次手术更换瓣膜/植入瓣中瓣。

机械瓣是采用碳材料、金属和人工织物制成的人工瓣膜,具有良好的强度和耐磨性,可以承受长期磨损,其预期寿命在50年以上,可以满足所有年龄段的患者。不过,机械瓣是由人工合成材料制成而非生物组织,与人体血流动力学差异较大,所以瓣膜表面容易形成血栓,患者在术后要终身服用抗凝药、定期检测凝血功能,根据情况调整药量。此外,机械瓣膜工作时会产生一定的噪音。

生物瓣膜与机械瓣膜,如何抉择

临床上面临换瓣手术的患者应该如何选择呢?事实上,选择瓣膜种类最简单也最实用的标准就是年龄。

- **70岁以上**:建议选择生物瓣,术后无须长期抗凝治疗,可降低出血风险;并且随着年龄的增长、运动量的减少,生物瓣膜的老化速度和损毁率也明显下降。

- **65~70岁**:需要综合考虑患者的基础身体情况、有无心房颤动或其他血栓高危因素以及出血风险,同时结合患者意愿作出选择。

● **65岁以下**：如果没有明显的抗凝禁忌且预期寿命较长，经久耐用的机械瓣可能是更为合理的选择。但年轻的、考虑生育的女性可以考虑生物瓣膜。

当然，生物瓣膜和机械瓣膜的应用并不是绝对的，每个人情况不一样，还有许多因素影响最终的选择。两种瓣膜各有利弊，不存在最好的选择，因此患者和家属可以根据自身情况，与医生做好沟通，选择适合自己的人工心脏瓣膜。

值得注意的是，人工瓣膜的临床评估应每年进行，如果出现新的心脏症状应尽快评估。

瓣膜置换后能否再次置换瓣膜

许多主动脉狭窄患者担心植入的瓣膜有使用寿命，到期了应该怎么办？还能再次置换瓣膜吗？答案是肯定的。无论是外科手术还是介入治疗，都有相应的技术再次置换瓣膜。

一般情况下，需要再次置换瓣膜的患者年龄大、体质虚弱，如果二次开胸置换新瓣膜，心脏停跳时间和体外循环时间都明显延长，操作也更为复杂。相对来说，通过介入治疗的办法，经导管植入一个新的瓣膜，不仅免于二次开胸、无须心脏停跳和体外循环，而且创伤小、恢复快。临床上将此类治疗称为"瓣中瓣"，主要针对此前植入的各类人工生物瓣膜术后发生毁损或衰败，需要再次治疗的患者。

什么是心脏瓣膜病的介入治疗

心脏瓣膜病现在已经是一种很常见的心脏病。随着人口的老龄化，心脏瓣膜病的发病率明显增加。根据《中国心血管健康与疾病报告2021》，我国心血管病患患者数约3.3亿，其中瓣膜疾病患病率为3.8%，也就是说，约2500万中国人受瓣膜病影响，其中150万为重度主动脉瓣狭窄患者。由于认知率不高及治疗途径有限，我国仅有1%~2%的患者接受手术干预。

传统心脏瓣膜病治疗策略以药物和外科手术为主，近年来，心脏瓣膜介入治疗技术的蓬勃发展为心脏瓣膜病患者提供了新的选择，尤其是对于无法耐受外科手术或外科手术高危的心脏瓣膜病患者，心脏瓣膜介入治疗成了优先选择。

介入治疗基本上不需要开刀，从大腿上的血管上穿一个管子进去，放一个支架，撑在有问题的瓣膜那里，支架上面带有新的瓣膜，把原来有问题的瓣膜挤在旁边，然后新的瓣叶开始工作。对于不同的心脏瓣膜疾病，介入治疗也衍生出了不同的治疗方法，如二尖瓣夹合是将有问题的二尖瓣像订书针一样将其固定。

在手术之前，医生会进行相关检查，以进行手术风险评估。

- 心脏CT检查：CT在经导管主动脉瓣置换术前评估中处于核心地位，是术前人工瓣膜及入路选择的金标准。术前测量评估需要有经验的影像核心实验室通过专业软件对CT图像进行分析，主要观察主动脉根部和入路的形态学特征。

- 心脏超声检查：明确心脏瓣膜疾病的异常数量，同时明确心脏功能，监测心脏肌肉收缩是否有力、是否存在心衰。

- **冠状动脉造影**：明确是否存在心脏瓣膜病、是否合并冠心病。如果存在冠心病，需要同时进行处理，以降低手术风险。
- **其他检查**：筛查是否存在糖尿病、高血压、颈动脉狭窄、脑血管疾病等；同时腹部也要进行超声检查，明确是否存在合并肝脏、肾脏、胃、脾脏、胆囊等方面疾病。如果出现合并疾病，也需要对相关风险进行评估。

总而言之，筛查是排除心脏瓣膜病手术风险的重要手段。

瓣膜置换后应注意哪些问题

瓣膜置换术可以有效改善心脏瓣膜病患者的心脏功能，提高生活质量。但我们都知道，手术的成功并不意味着治疗的结束。为了保证手术效果、提高患者术后生活质量、延长患者生存获益，良好的术后管理和家庭护理尤为重要。那么，在瓣膜置换术后应注意哪些问题呢？

术后观察，避免劳累

一般情况下，患者瓣膜置换手术成功且没有出现头晕、心跳变慢等需要植入起搏器的情况，在术后一周内就可以出院。术后前3个月是恢复期，患者应充分休息、避免劳累，可适当进行负担较轻的活动（如散步、少量家务等），避免提拉重物或长时间开车等可能触及手术创口的动作。保持良好的生活规律和心情，不宜有过大的情绪起伏，避免增加心脏负担。若有感染、心慌、新发心律失常、发热、水肿、出血等症状，应及时就医。

术后3个月后，患者可以根据恢复情况逐步增加活动量，直到恢复到正常的工作生活状态，期间也要注意保持平稳情绪和积极心态。

清淡饮食，健康生活

充足、适宜的营养支持对患者维持和改善机体重要脏器的功能非常重要。由于大部分接受瓣膜置换术的患者是老年人，术后前几日的饮食建议以容易消化的食物为主，适当地增加营养摄入以促进伤口愈合，如瘦肉、蛋类、豆制品等优质蛋白食物、新鲜水果和蔬菜；维生素K对抗凝效果有影响，应避免菠菜、胡萝卜、猪肝和奶酪等食物摄入；同时也要减少高胆固醇和高脂肪食物摄入。

出院后，患者可根据自身状态逐步恢复到正常饮食。同时，在术后恢复期间一定要杜绝饮酒和吸烟，要注意室内通风，预防呼吸道疾病。此外，心功能较差的患者还应控制饮水量。

谨遵医嘱，定期复诊

心脏瓣膜病患者的心功能存在一定损害，尽管接受了瓣膜置换术治疗，心脏仍然较为脆弱。为保护和改善心功能，患者应严格按照医嘱服药，不可骤然停药。接受机械瓣置换的患者需要在术后服用抗凝药物，以防止机械瓣周围有血栓形成，需要定期到医院复查凝血功能，以便了解用药安全并及时调整药量。一般情况下，患者在术后前3个月需严格遵医嘱服药；3个月后根据复诊情况在医生指导下逐步减少药量。同时,在抗凝治疗期间,患者尤其要注意避免外伤、防止出血和细菌感染等事件的发生。

瓣膜置换术后,患者容易出现心衰、心律失常等一系列并发症,因此定期复诊非常重要,一旦有异常,可以做到早发现、早治疗。术后半年、一年及以后每年,患者都应去医院进行超声心动图或胸部CT复查,以便掌握心功能恢复情况和人工瓣膜的功能状态。

心脏瓣膜病为什么需要抗凝药物

抗凝治疗就是防止血液凝固形成血栓的治疗手段。具体来说,抗凝药物通过影响凝血过程中的某些凝血因子而阻止凝血过程,从而防止血管内血栓的形成。

心脏瓣膜置换手术使用的人工瓣膜对于我们身体来说是一个异物,人体内的血液凝血系统会把它当成异物,黏在其表面形成血栓。一旦瓣膜上形成血栓,将严重影响瓣膜工作,甚至需要再次行瓣膜置换术;如果是黏在瓣膜或心房的血栓,则易脱落造成脑卒中等严重并发症。

瓣膜置换后什么情况下需要抗凝治疗?

置换不同类型的瓣膜,抗凝治疗的时间也有所不同。人工机械瓣膜置换需要终身抗凝治疗,人工生物瓣膜置换或人工瓣环成形术需要抗凝治疗3~6个月。如合并心房颤动或心房存在血栓,则需要长期抗凝治疗。

常用的抗凝药物有哪些？

按照作用机制不同，抗凝药可分为四大类：维生素 K 拮抗剂，代表药物是华法林；凝血酶间接抑制剂，代表药物有肝素钙、低分子肝素钙；凝血酶直接抑制剂，代表药物有达比加群酯、阿加曲班、比伐卢定、重组水蛭素（来匹卢定）；Xa 因子抑制剂，代表药物有利伐沙班、阿哌沙班、磺达肝葵钠、艾卓肝素等。

使用抗凝药物有哪些注意事项？

华法林是瓣膜置换后的首选抗凝药物，但由于其安全范围较窄，抗凝过量引起的出血及抗凝不足诱发的栓塞是其最为常见的并发症。华法林的治疗效果是通过凝血酶原时间和国际标准化比值的范围来体现的。因此，医生会根据患者的身体状态和治疗情况等信息制定适合该患者的凝血功能检测频率和华法林治疗剂量。患者只需要在医生指引下定期抽血复查凝血功能，便可达到检测抗凝效果的目的。

目前，新型口服抗凝药物由于无须常规检测凝血功能，更容易被患者接受。从临床研究来看，该类药物在静脉血栓的预防及治疗、房颤的卒中预防中显示的疗效不劣于华法林；但在心脏瓣膜术后患者的应用方面尚缺乏足够的临床证据，尤其在机械瓣膜置换术后是严禁使用新型口服抗凝药来替代华法林治疗的，因而华法林仍将是心脏瓣膜术后抗凝治疗的首选药物。

此外，服用华法林时，服用某些药物会影响抗凝效果。有些药物会增强抗凝作用，如阿司匹林、布洛芬（芬必得）、对乙酰氨基酚、某些抗生素、奥美拉唑（洛赛克）、心律平、利尿酸等；有些药物会降低抗凝作用，如维生素K、螺内脂、催眠药、利福平、口服避孕药、辅酶Q10等；某些中药也会增强或降低抗凝效果，如红花、丹参、当归、三七、甘草等。所以，在服用华法林期间不要擅自服用其他药物，以免影响抗凝效果。如果因病情需要服用上述药物，应在医生指导下使用。

中国瓣膜创新器械有多厉害

之前的主动脉瓣置换市场或许可以说是海外巨头的天下，例如在2018年，爱德华、美敦力、波科这三家心血管巨头占据了全球90%以上的经导管主动脉瓣置换市场，市场高度集中。而近几年，随着国家的大力支持和政策导引，国内一批头部企业崛起，中国经导管主动脉瓣置换市场正悄然改变国外巨头垄断的局面，整体呈现"4国产+2进口"格局。未来，无论是主动脉瓣，还是二尖瓣、三尖瓣及肺动脉瓣，都将基于现有产品不断优化和突破创新。2022年7月，葛均波团队成功完成世界首例聚合物瓣膜经导管主动脉瓣置换术。聚合瓣既具有类似于生物瓣膜的性能，而且抗钙化能力强、使用寿命长、组织相容性高，从生产工艺上可实现全自动生产，成本大大降低。此例成功植入，标志着中国瓣膜病的治疗进入了聚合物新时代，也表明中国心脏瓣膜器械已经在部分领域引领全球创新。

第五章

血脂异常

血脂异常

血脂异常通常指血清中总胆固醇、甘油三酯、低密度脂蛋白胆固醇（LDL-C）水平升高，高密度脂蛋白胆固醇（HDL-C）水平降低。由于在血浆中，脂质以脂蛋白的形式存在，通过高脂蛋白血症表现出来，统称高脂蛋白血症，简称高脂血症。血脂异常可导致冠心病等动脉粥样硬化性心血管疾病，同时增加肿瘤风险，其防治对降低心血管患病率、提高生活质量具有重要意义。

血脂异常作为动脉粥样硬化的危险因素，对泛血管疾病的发生、进展、严重程度及预后有不同程度的影响。因此，对于血脂异常的治疗，我们也要从泛血管疾病防治的总体思路出发，摸清泛血管疾病的各项危险因素。对患者而言，健康的器官是基本要求，健康的身体才是最终目的。

高脂血症的危险因素

高脂血症的危险因素可分为不可控危险因素和可控危险因素。

不可控危险因素包括遗传因素（家族性脂蛋白异常血脂）、年龄和性别。

可控危险因素包括：超重或肥胖；糖尿病、甲状腺功能减退症、库欣综合征、肾病综合征、肝脏疾病、多囊卵巢综合征等；大量饮酒；高饱和脂肪酸和反式脂肪酸饮食；体力运动不足；吸烟；药物（避孕药、雌激素、糖皮质激素、抗焦虑药、利尿剂、β受体阻滞剂）等。

高脂血症的主要症状

多数高脂血症患者无任何症状和异常体征,大多数都是在因其他疾病就诊或常规体检时发现,也有部分患者因出现血管疾病并发症而得以确诊;如血脂升高很多,可能会自觉头晕、头胀、乏力以及嗜睡等。临床表现主要包括黄色瘤、早发性角膜环和脂血症眼底改变。高脂血症若长期不控制,还可导致动脉粥样硬化,在血管壁上形成动脉粥样硬化斑块,导致血管腔狭窄和阻塞,引起早发性和进展迅速的心脑血管和周围血管病变。某些家族性血脂异常可于青春期前发生冠心病甚至心肌梗死。严重的高胆固醇血症有时可出现游走性多关节炎,严重的高甘油三酯血症可引起急性胰腺炎。

高脂血症与器官的损伤

长期高血脂不积极治疗,可能对身体其他器官造成损害,从而诱发多系统、多器官、多个部位的全身性疾病,主要累及心脑血管系统、内脏以及眼睛。高血脂最容易导致动脉粥样硬化形成,血脂在血管内沉积可能引发心脏、脑、肾脏等血管的病变,出现胸痛、呼吸困难、脑供血不足、肾功能不全等情况;若过多脂类物质沉积于肝脾,会对肝脾造成危害,如导致肝脾体积增大。同样,高脂血症还可以通过脂毒性影响糖代谢,导致糖耐量受损以及糖尿病。所以,高脂血症一定要有效控制血脂达标。

第五章　血脂异常

高脂血症与动脉斑块的形成

高脂血症和斑块有哪些联系

高脂血症会先引起微、小血管的粥样瘀塞现象，微循环障碍扩大，导致细胞基础代谢障碍（微循环主要功能是细胞的物质交换场所），引起血管壁自组织细胞休眠、衰亡、炎症损伤和功能损伤，脂质物颗粒、蛋白多糖沉积在前端中、大动脉供血血管的血管壁内膜下，使血运不畅通、无法有效发挥免疫基本功能，进而导致动脉粥样硬化斑块的形成与发展，并累及其他组织器官和周围相关器官的功能障碍。

形象地说，也可以认为胆固醇是一种"货物"，高密度脂蛋白胆固醇和低密度脂蛋白胆固醇都是装着货物的"货船"。如果摄取了太多胆固醇，使低密度脂蛋白胆固醇这条"货船"超载、无法完全"卸货"，那么血液中残存的脂蛋白就非常容易沉积在血管破损的地方，形成动脉斑块；如果沉积在冠状动脉上，则会形成冠状动脉粥样硬化。

斑块是心脑血管疾病的重要杀手

动脉斑块一直被看作是心脑血管疾病的"始作俑者"之一，以低密度脂蛋白胆固醇为主的多种血脂成分互相作用并沉积到血管内皮下、聚集在细胞外基质中，促使简单的动脉粥样硬化斑块逐渐进展为复杂斑块,最终导致斑块破裂诱发血栓、阻断血流导致急性冠脉综合征的发生。

总的来说,高脂血症是促进斑块形成的重要原因,而斑块的形成又是心血管乃至泛血管系统的重大威胁。因此,想要拥有健康的血管,就必须解决血脂高问题,避免和减少急性心肌梗死、脑卒中等危及生命的疾病的最终发生。

高脂血症的类型

了解了高脂血症的威胁,我们还应该清楚高脂血症有哪些分类。高脂血症的分类主要有病因分类和临床分类两种。

高脂血症的病因分类

- **继发性高脂血症**:是指由其他疾病引起的血脂异常。可引起血脂异常的疾病主要有肥胖、糖尿病、肾病综合征、甲状腺功能减退症、肾功能衰竭、肝脏疾病、系统性红斑狼疮、糖原累积症、骨髓瘤、脂肪萎缩症、急性卟啉病、多囊卵巢综合征等。此外,一些药物(如利尿剂、非心脏选择性β受体阻滞剂、糖皮质激素等)也可能引起继发性血脂异常。
- **原发性高脂血症**:是由单一基因或多个基因突变所致,多具有家族聚集性,有明显的遗传倾向,特别是单一基因突变者,故临床上通常称为家族性高脂血症。例如,编码低密度脂蛋白受体基因的功能缺失型突变,或分解低密度脂蛋白受体的前蛋白转化酶枯草溶菌素9（PCSK9）基因的功能获得型突变，可引起家族性高胆固醇血症。家族性高甘油三酯血症由单一基因突变所致，通常是因参与甘油三酯代谢的脂蛋白脂解酶等突变导致，表现为重度高甘油三酯血症（甘油三酯＞10 mmol/L）。

高脂血症的临床分类

高脂血症的临床表现少见，主要包括脂质在真皮内沉积所引起的黄色瘤、脂质在血管内皮沉积所引起的动脉粥样硬化以及角膜弓和脂血症眼底改变。角膜弓以家族性高胆固醇血症患者多见，但特异性并不强。脂血症眼底改变常是严重的高甘油三酯血症并伴有乳糜微粒血症的特征表现。具体分类如下：

- **高胆固醇血症**：单纯胆固醇升高。
- **高甘油三酯血症**：单纯甘油三酯升高。
- **混合型高脂血症**：胆固醇和甘油三酯均有升高。
- **低 HDL-C 血症**：高密度脂蛋白胆固醇偏低。

高脂血症的预防策略、诊断和监测

什么是动脉粥样硬化性心血管疾病

首先，我们要了解一个名词，即动脉粥样硬化性心血管疾病，因为这一类疾病与我们诊断和治疗高脂血症有十分密切的联系。

动脉粥样硬化性心血管疾病主要包括因动脉粥样硬化病变进展导致心、脑和外周动脉供血供氧功能障碍而出现的冠心病、缺血性脑卒中和外周血管疾病。主要预防策略分为一级预防和二级预防。一级预防策略的适用人群为尚未发生动脉粥样硬化性心血管疾病的人群，预防目标是保护心血管健康、控制危险因素，以预防动脉粥样硬化性心血管疾病的首次发病；二级预防策略的适用人群是已经患有动脉粥样硬化性心血管疾病的人群，预防目标是遏制动脉粥样硬化进展，在一定程度上保持心、脑和外周动脉的功能并预防急性事件的复发，而这一预防策略也同样适用于高脂血症。

动脉粥样硬化性心血管疾病一级预防人群的血脂水平界定

近年来，随着动脉粥样硬化性心血管疾病早期预防策略的重视程度增加以及对危险因素更早期治疗策略安全性与有效性的证据不断增加，多个国际专业机构出台更新了心血管病相关防治指南。在对中国心血管病防治需求和现有证据分析的基础上，我国发布了《中国心血管病预防指南（2017）》，对血脂的监测与控制方式作出了相应阐释。

动脉粥样硬化性心血管病一级预防人群血脂合适水平和异常分层标准
[mmol/L（mg/DL）]

分层	总胆固醇	低密度脂蛋白胆固醇	高密度脂蛋白胆固醇	非高密度脂蛋白胆固醇	甘油三酯
理想水平		<2.6(100)		<3.4(130)	
合适水平	<5.2(200)	<3.4(130)		<4.1(160)	<1.7(150)

续表

分层	总胆固醇	低密度脂蛋白胆固醇	高密度脂蛋白胆固醇	非高密度脂蛋白胆固醇	甘油三酯
边缘升高	≥5.2（200）~6.2（240）	≥3.4（130）~<4.1（160）		≥4.1（160）~<4.9（190）	≥1.7（150）~<2.3（200）
升高	≥6.2（240）	≥4.1（160）		≥4.9（190）	≥2.3（200）
降低			<1.0（40）		

多长时间检查一次血脂指标

早期检出存在血脂异常的患者并监测这些患者血脂水平的变化是有效实施动脉粥样硬化性心血管疾病防治措施的重要基础。我们建议20岁以上的成年人至少每5年测量1次空腹血脂（包括甘油三酯、低密度脂蛋白胆固醇水平、高密度脂蛋白胆固醇水平和总胆固醇）；建议40岁以上男性和绝经期后女性每年进行血脂检测；动脉粥样硬化性心血管疾病患者及其高危人群应每3~6个月测定1次血脂；因动脉粥样硬化性心血管疾病住院治疗的患者应在入院时或24小时内检测血脂。

高脂血症的治疗原则和目标

高脂血症的治疗目标

对于高脂血症患者而言，如何积极治疗和控制达标是最重要的。高脂血症最主要的治疗目标是预防控制动脉粥样硬化性心血管疾病，降低冠心病、缺血性脑卒中等缺血性心脑血管疾病的发生及发展，进而避免各类严重不良心脑血管事件的发生。

高脂血症的治疗原则

（1）确定降血脂的治疗靶点。国内外多项大型临床研究已经证实，低密度脂蛋白胆固醇的升高是诱发动脉粥样硬化性心血管疾病的重要因素，而通过药物治疗等降低低密度脂蛋白胆固醇水平，可有效防控动脉粥样硬化性心血管疾病的发生发展，所以将低密度脂蛋白胆固醇定为首要治疗靶点。另外，临床指南推荐将非高密度脂蛋白胆固醇作为次要治疗靶点。

（2）选定降脂的目标值。确定主要治疗靶点后，有必要选定相应的降血脂目标值，这有利于医生更加规范合理地制定治疗方案；并便于评价治疗的有效性；也有利于提升高脂血症患者的依从性，使患者能够做到长期坚持服药。对于非动脉粥样硬化性心血管疾患者群，参照 2019 欧洲血脂指南对患者做不同程度的危险分层：对于极高危患者，建议将低密度脂蛋白胆固醇降低至基线水平 50% 以下且 < 1.4 mmol/L；对于高危患者，建议将低密度脂蛋白胆固醇降低至基线水平 50% 以下且 < 1.8 mmol/L；对于中危、低危患者，则分别建议将低密度脂蛋白胆固醇水平降低至 2.6 mmol/L 以下、3.0 mmol/L 以下。

（3）制定降脂的用药策略。推荐将他汀类药物作为降血脂的首选治疗药物。为达到预期降脂目标，推荐起始使用中等强度及以上的他汀类药物治疗，根据治疗效果和患者的耐受情况适当调整药物剂量；在他汀类药物治疗后，若血脂无法达标，推荐联合依折麦布；对于极高危患者，接受他汀与依折麦布治疗后，若血脂仍无法达标，建议联合PCSK9抑制剂共同治疗。在达到药物治疗效果的同时，也应注意药物使用的安全性及药物不良反应等，做到及时合理的调整。

（4）**改变个人生活方式**。无论患者的高血脂危险分层如何以及是否有接受药物治疗，都应严格做好个人生活行为方式上的积极调整，包括健康饮食、戒除烟酒、坚持运动、规律作息以及控制好个人体重等。

（5）**随访复查，监测治疗效果**。对于仅采用生活方式干预的患者，应3~6个月复查血脂水平，血脂达标者可继续坚持非药物治疗，复查时间延长至半年至一年。对于首次服用降脂药物的患者，应在6周内复查，根据血脂是否达标及有无不良反应，确定是否进行药物剂量或种类的调整，以及调整患者的血脂复查周期。

高脂血症能否治愈

原发性高脂血症常难以根治，继发性高脂血症针对病因治疗有治愈可能。如糖尿病、甲状腺功能减退症经控制后，血脂有可能恢复正常。

纠正血脂异常的目的在于降低缺血性心血管疾病（冠心病和缺血性脑卒中）的患病率和死亡率。轻度血脂异常若坚持长期综合治疗，可减少心脑血管疾病的发生，预后良好；严重血脂异常并发心脑血管疾病者，要积极治疗相应疾病，其预后与疾病的治疗效果有关。

高脂血症的常用药物

药物治疗是高脂血症治疗中最为重要的一环，在临床上常用药物主要包括他汀类药物、依折麦布和贝特类药物等。

他汀类药物

他汀类药物是高脂血症治疗的基石性药物，又称 3- 羟基 -3- 甲基戊二酰辅酶 A 抑制剂。它可通过相关通路机制降低血清中总胆固醇、低密度脂蛋白胆固醇、甘油三酯和载脂蛋白 B 的水平，并能够轻度升高"好胆固醇"高密度脂蛋白胆固醇的水平。

目前，对于国内高脂血症患者人群，推荐使用中等强度及以上的他汀进行治疗，具体药物包括阿托伐他汀、瑞舒伐他汀、洛伐他汀、辛伐他汀、普伐他汀、氟伐他汀等，但降脂效果存在一定差异。他汀可选择在不同时间段服用，日服 1 次，晚间效果更佳。如能耐受他汀，应长期坚持服用，避免停药。血脂水平不达标的患者，可联合应用非他汀类药物，以进一步提升降血脂效果。

虽然他汀的临床疗效很好，但同时也应关注少数患者是否发生不良反应，如肝功能异常、肌肉不良反应、血糖升高、认知功能衰退、头痛、失眠、消化道症状等。当出现不良反应，患者要及时就医，遵医嘱调整治疗策略。

依折麦布

依折麦布是首个问世的胆固醇吸收抑制剂,可通过选择性抑制肠道胆固醇转运蛋白,有效抑制肠道内胆固醇吸收,进而降低血清中胆固醇水平。

研究证实,当他汀类药物与依折麦布联合应用治疗时,可起到更好的协同降血脂效果,可有效降低心血管死亡、主要冠脉事件或脑卒中等的发生风险,同时规避了增大他汀剂量所带来的其他潜在安全性问题,两药合用还能够改善心血管疾病患者的预后健康。一般来说,对于使用中等强度他汀类药物治疗且血脂水平仍不达标的患者,可考虑与依折麦布联合使用,实现降血脂上的协同互补增效。

依折麦布的不良反应包括头痛、消化道症状等,但反应较轻且多为一过性,安全性及耐受性相对良好。

贝特类药物

贝特类药物可通过增强脂蛋白酯酶活性、抑制肝脏合成甘油三酯、促进胆固醇逆转运和降低中性脂质转换等机制,降低血清中甘油三酯、低密度脂蛋白胆固醇的水平,升高高密度脂蛋白胆固醇水平,多用于高甘油三酯血症或甘油三酯升高的混合型高脂血症。除降低血脂外,贝特类药物还可改善血管内皮功能,具有一定的抗炎及抗动脉粥样硬化作用;可降低冠心病的发病率以及高甘油三酯血症伴低高密度脂蛋白胆固醇患者的心血管事件发生风险。

贝特类药物的口服吸收效果良好,血浆蛋白结合率很高,具体药物包括非诺贝特片、微粒化非诺贝特、吉非贝齐、苯扎贝特等。

贝特类药物的不良反应包括转氨酶升高、肌炎和肾毒性等。与他汀类药物、依折麦布一样,贝特类药物同样禁用于妊娠期和哺乳期女性。

当有必要联合应用贝特类药物与他汀类药物时,建议在同一天不同时间段服用,可选择"早贝特,晚他汀",避免增加肝脏损害、不良反应等的发生率。联合用药期间,也应注意加强对肝功能等的监测。

高脂血症的新药物治疗

除他汀类、依折麦布、贝特类等已在临床上获得普及应用的降脂药物之外,近些年来,PCSK9抑制剂、高纯度鱼油等新型降血脂药物已陆续在临床上得到推广使用。

PCSK9抑制剂

分泌型丝氨酸蛋白酶抑制剂可通过抑制肝脏合成的PCSK9,阻止血液中PCSK9与低密度脂蛋白受体结合,避免低密度脂蛋白受体降解,从而促进低密度脂蛋白受体对血液中低密度脂蛋白胆固醇的清除。

临床上常见的PCSK9抑制剂包括依洛尤单抗、阿利西尤单抗等，主要适用于成人或12岁以上青少年的纯合子型家族性高胆固醇血症。PCSK9抑制剂与他汀类药物联用，有助于进一步降低血液中低密度脂蛋白胆固醇水平。PCSK9抑制剂也可应用于他汀类药物不耐受患者。对于成人动脉粥样硬化性心血管疾病患者，PCSK9抑制剂还可降低患者的心血管事件发生风险。

与他汀类药物相比，PCSK9抑制剂的降脂效果更强，同时还兼备用药周期长、患者依从性好、心脏保护作用更强、对肝肾健康无明显不良反应等诸多优势，对低密度脂蛋白胆固醇、甘油三酯、高密度脂蛋白胆固醇等多类血脂成分均有较为明显的改善作用。不过，目前PCSK9抑制剂的价格相对较高，远期用药的安全性也有待更多评估。

懒人福音——长效控脂药的应用

需要特别指出的是，"打一针管半年"的长效PCSK9抑制剂已在2020年12月获欧盟批准，将用于治疗成人高胆固醇血症及混合性血脂异常。2021年12月，长效PCSK9抑制剂获美国食品药品监督管理局批准，用于最大剂量他汀类药物治疗但仍需进一步降低低密度脂蛋白胆固醇水平的动脉粥样硬化性心血管疾病患者或杂合子家族性高胆固醇血症患者。

目前，长效PCSK9抑制剂已获得我国特许临床使用许可，在相关医疗机构可以使用。相信不久的将来，该新型药物将在国内全面上市，让更多的高血脂患者获益。

高纯度鱼油制剂

高纯度鱼油制剂的主要成分为 Omega-3 多不饱和脂肪酸，临床上主要用于治疗高甘油三酯血症。高纯度鱼油制剂的不良反应发生率很低，具体包括消化道症状、轻度转氨酶或肌酸激酶升高等。

Omega-3 多不饱和脂肪酸包含人体必需的二十碳五稀酸、二十二碳六稀酸等，可通过多靶点作用机制降低甘油三酯。此外，Omega-3 多不饱和脂肪酸还具有抗炎、抗氧化、改善内皮功能、抑制血小板聚集以及改善心肌细胞线粒体模结构与功能的作用。

高纯度鱼油制剂已在 87 个国家获批使用，目前已有单一品类高纯度鱼油制剂在国内获批，相信未来能够为更多高脂血症患者带来心血管及生存获益。

高脂血症患者是否需长期服药

高脂血症患者的降脂治疗一般是长期的甚至是终生的，且不同个体对同一治疗措施或药物的疗效和不良反应差异很大，因此，是否需要长期服药需要结合患者的具体情况而定。有些患者通过饮食、运动等生活方式干预就能够降低轻度增高的血脂，不需要长期服药；但有些患者的血脂升高较显著，并且可能合并其他心脑血管疾病或相关风险，这就需要在医生指导下合理、安全地使用药物治疗。在药物治疗过程中，需要定期监测血脂水平以指导治疗策略；必须监测不良反应，定期检查肌酶、肝功能、肾功能和血常规等；且应根据医嘱按时服药，不能擅自减药或停药。

高脂血症患者的生活方式调节

无论是否使用药物治疗,健康的生活方式都是控制人体血脂水平必不可少的重要一环,这也是国内外各大心血管领域指南共识所积极重点推荐的。健康的生活方式包括合理膳食、坚持运动、规律作息、控制体重、戒烟限酒等。

合理膳食

参照《中国居民膳食指南(2022)》,总结合理膳食口诀如下:食物多样化;蔬菜不能少;适当鱼、肉、蛋;清淡饮食妙;少吃糖、油、盐;脂肪控制好。

坚持运动

运动是降低血脂的一剂良药。美国心脏协会期刊发表的一项荟萃分析证实,坚持有氧运动可显著改善人体内的血脂水平,包括低密度脂蛋白胆固醇、甘油三酯水平的降低和高密度脂蛋白胆固醇水平的升高。

世界卫生组织指南建议每周运动≥3次,每次≥30分钟,运动强度在中等及以上,每周累计150~300分钟中等强度有氧运动或75~150分钟高强度有氧运动。患有不同疾病及处于特殊身体状态的人群应对身体状况及运动做评估,选择合适的运动方式。

良好睡眠

规律作息,保证良好的睡眠习惯。比如养成相对定时规律的睡眠习惯,早睡早起不熬夜,睡前不饱腹,睡时枕头不过高,睡前不服用安眠药等减慢血液流速、增加血液黏稠度的药物,不盖厚重棉被等。

控制体重

超重或肥胖是高脂血症的重要危险因素之一。超重或肥胖人群应调整饮食结构,降低每日能量摄入,加强体育运动,以控制并逐步降低个人体重至正常水平。

戒烟限酒

吸烟是高脂血症的重要危险因素,香烟中的有害物质可致总胆固醇、甘油三酯水平增加,降低高密度脂蛋白胆固醇水平,破坏内皮细胞功能,增加动脉粥样硬化性心血管疾病风险。不只是个人戒烟,也要避免二手烟的吸入,戒烟困难者可就诊戒烟门诊。

 # 高脂血症患者的健康饮食

国内外多项研究证据显示,相比常规饮食的高脂血症患者,进行较长时间饮食干预的高脂血症患者的血清中的总胆固醇、甘油三酯、低密度脂蛋白胆固醇水平均相对显著下降，高密度脂蛋白胆固醇的水平则相对有所提升。

应该如何摄入营养

- **脂肪酸**：分饱和脂肪酸和不饱和脂肪酸，高脂血症患者应严格控制饱和脂肪酸的摄入，多选取富含不饱和脂肪酸的食物作为替代，如优质植物油、深海鱼类。
- **膳食纤维**：是一种不能被人体消化系统吸收的多糖，可减少肠道中脂质的吸收、增强肝脏中胆固醇代谢、降低人体内胆固醇含量。新鲜蔬菜、水果、谷类及豆类食物中含膳食纤维量较高。
- **碳水化合物**：过量摄入碳水化合物可使脂肪合成增加，影响血脂正常代谢，日常碳水化合物的摄入量应控制在总能量的55%~65%。
- **维生素**：维生素C可促进胆固醇分解、增加脂蛋白酶活性；维生素E可抑制脂质过氧化反应、促进胆固醇的转运和排泄，均有利于降低血脂水平。每天应摄入300~500 g新鲜蔬菜、200~350 g新鲜水果，保证维生素等营养元素的摄入。
- **蛋白质**：尤其是大豆蛋白，可降低高脂血症患者的血脂水平，《中国居民膳食指南（2022）》建议每天摄入人豆及坚果类25~35 g。
- **植物固醇**：植物固醇可抑制胆固醇的合成、吸收并促进胆固醇代谢，植物固醇广泛存在于蔬菜水果中，在植物油、坚果等食物中的含量较高。

高脂血症患者日常饮食应注意哪些

● **合理搭配**：根据上述营养成分建议，合理搭配不同的食物种类及分量占比，可咨询专业营养师。

● **饮食有度**：饮食规律，切忌暴饮暴食，尤其应当控制进食量，避免摄入过量。

● **清淡饮食**：避免过油过盐，减少肉类、动物内脏及动物油脂等的摄入，增加新鲜蔬菜、水果及豆类等的摄入。

● **控制甜食**：日常菜品中应少加糖，少饮含糖饮料，避免甘油三酯升高。

● **限制饮酒**：长期或过量摄入酒精可显著升高人体内血脂水平。

哪些情况高脂血症患者应及时就医

高脂血症是一类血脂水平过高引起的疾病，多数高脂血症患者无任何症状和异常体征。高血脂患者如出现明显的不适症状，一定要及时就诊治疗，这些症状包括：舌根发硬或失语；眩晕或头痛加剧，视物不清或失明；一侧肢体麻木，四肢乏力、活动受到限制；精神不振，恶心、欲吐；智力减退；明显的没有原因的嗜睡等。

第六章

心肌梗死 70 问

霍 勇

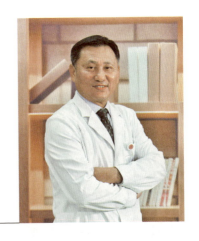

北京大学第一医院教授、主任医师、博士生导师。世界心脏联盟理事，亚洲心脏学会主席，世界华人心血管医师协会会长，国家卫健委心血管疾病介入诊疗技术管理专家组组长，《中国介入心脏病学杂志》主编。

在国内最早从事冠心病介入治疗（1989年），手术例数和疑难复杂手术病例居全国领先，并有10余种心脏介入器械在国内率先使用；主持全国心血管介入诊疗规范化工作（2007年起）、全国心血管疾病（冠心病介入治疗）质控工作（2009年起）和全国心血管专科医师培训工作（2016年起）。

在科研创新方面：①创新和证实H型高血压与脑卒中一级预防理论，证实降压联合补充叶酸可显著降低脑卒中发病，研发上市国家1类新药2个；②创建急性心肌梗死救治理论和胸痛中心体系，完善了我国急性心肌梗死区域救治网络建设，提高了救治效率并降低了死亡率；③创建全球首个国家心血管健康指数，从5个维度

52个指标体系全面评价人群心血管健康状况，促进制定疾病防控策略和心血管健康。

主持5项国家级课题，在 Lancet、JAMA、JACC 等国际学术期刊发表SCI文章270余篇，发表中文文章530余篇，主编学术专著80余部；牵头制定28项国家疾病诊疗标准和专业指南及2项国际指南；获10项专利、3项国家科学技术进步奖二等奖、4项省部级奖励一等奖等奖项。

写给读者的话

我20世纪80年代参加工作的时候,我国心血管病患者相对较少,急性心肌梗死患者也不太多见。随着社会经济发展和人们生活方式变化,近几十年,心血管疾病和心肌梗死患者的数量急剧增长。在30多年的临床实践中,我见到很多患者长期忽视心血管健康,最终导致血管近乎完全堵塞而不得不做支架甚至心脏搭桥手术;还有很多急性心肌梗死患者因未得到及时救治而不幸离去,让人感到痛心和惋惜。其实,类似心梗的这类悲剧是完全可以设法规避和预防的,关键在于做好危险因素管控、发病后及早抢救。临床医生也要积极对公众开展健康生活方式的科普宣传,医患共同携手去挽救每一个本不该过早逝去的生命。

近十多年来,我们创立了急性心肌梗死救治理论和胸痛中心培训及自主认证体系,完善我国急性心肌梗死区域救治网络建设,用多维度的52个指标体系全面评价人群的心血管健康状况,开展心血管疾病危险因素(即高血压、高血糖、高血脂)的防治,把心血管健康知识和防治方法传递给公众。随着人均寿命的不断提高,心脏结构老化逐渐加重,瓣膜心脏病的发生率也越来越高。心血管医生在临床和预防工作取得成果的同时，也开展了具有国际水平的理论研究，不断创新治疗手段，如证实高血压与脑卒中的一级预防理论、研发降低脑卒中的新药、开展个体化治疗、研制生物瓣膜进行介入治疗等。

我们编写这本心血管科普图书的目的，就是普及心血管的科学知识，提高广大读者的健康素养，让他们以科学健康的生活方式、轻松快乐的心态投入学习和工作，享受有品质的生活。只要规律作息时间、合理调节膳食、注意适当运动、保证充足睡眠、坚持适度用药、有效管控"三高"，冠心病乃至心梗就不会轻易找上门来。简而言之，健康最终靠自己，健康的生活方式是预防心血管疾病的最好疫苗。这里有个口诀与大家分享：会吃会动，烟酒莫入；心态乐观，遇事不怒；睡眠充分，用药适度；快乐"心"生，健康常驻！

霍　勇

2022 年 7 月

第六章 心肌梗死 70 问

 ## 什么是心肌梗死

心肌梗死就是大家说的心梗。心梗是指由于心肌缺血导致的心肌坏死，其中最常见的类型是冠状动脉斑块破裂导致管腔局部血栓形成，血流阻断，下游的心肌完全失去供血。血管阻塞不及时解除，达一定时间后心肌就会发生坏死，这部分心肌完全丧失功能，就形成心肌梗死。心肌梗死根据病程特点，分为急性心肌梗死和陈旧性心肌梗死。急性心肌梗死是指患者此次发病，一般会有胸闷、胸痛或者憋气等症状，而且症状一般持续 30 分钟以上，去医院检查会发现心电图有动态变化，血液化验会出现心肌损伤标记物的升高，超声心动图或者其他影像学检查（如核磁、同位素等）会发现部分心肌已经坏死，不能正常运动。如果紧急行冠状动脉造影会发现供应这部分心肌的血管是堵死的，而且能在局部发现血栓。陈旧性心肌梗死在临床上一般分为两种情况，一种是患者明确以前得过急性心肌梗死；另一种是以前不知道得过心肌梗死，但目前检查提示以前得过心肌梗死。陈旧性心肌梗死患者一般没有胸痛症状，血液化验心肌酶也不高，但辅助检查会发现部分心肌是坏死的。

 ## 冠心病、心绞痛和心肌梗死是一回事吗

大家经常提到的"心脏病"大部分指的是冠心病，但是冠心病只是心脏病的一种类型。

冠心病包含慢性稳定型心绞痛与急性冠脉综合征。急性冠脉综合征又包含不稳定型心绞痛、非 ST 段抬高型心肌梗死、ST 段抬高型心肌梗死和冠心病猝死。不难看出，冠心病包括了心绞痛与心肌梗死。

心绞痛主要是指因冠状动脉供血不足，心肌发生急剧的、短暂的缺血与缺氧所引起的临床综合征，但无心肌坏死。临床上，当各种原因通常与活动或情绪激动相关，导致阵发性胸前区压榨样疼痛，有时可放射至咽喉、牙齿、后背等部位。休息或含服硝酸甘油可缓解时，多提示为心绞痛，多数十分钟左右缓解，一般不会超过半个小时。

 ## 什么情况需要做冠脉 CTA

冠脉 CTA 是非常有用的无创的冠脉影像学检查。当患者有可疑冠心病症状且功能学检查无法确诊和排除时，冠脉 CTA 检查将帮助我们明确诊断。冠脉 CTA 的阴性预测价值非常高，换句话说，当冠脉 CTA 没有发现明显狭窄，基本可以排除冠脉大血管病变引起的冠心病。同时，对于冠脉起源异常、支架手术和外科搭桥手术后评估以及慢性完全闭塞病变等特殊情况，冠脉 CTA 检查将提供重要信息。

冠脉 CTA 的风险主要来源于对比剂过敏引起的过敏性休克。对碘剂过敏的患者，尤其是曾经应用含碘对比剂出现过过敏性休克是冠脉 CTA 的禁忌证。

什么情况需要做冠脉造影

当冠心病诊断可能性非常大的情况下（如典型心绞痛症状合并多重危险因素以及心肌梗死），或者无创检查确诊无法排除冠心病时，应进行冠脉造影检查，以帮助进一步明确诊断及治疗策略。

冠脉造影检查的风险除了与冠脉 CTA 相似的对比剂过敏和急性肾损伤外，还要警惕和手术操作相关的外周血管损伤（出血、血肿等）、迷走反射、动脉栓塞（包括脑血管栓塞），极少部分患者可能出现急性冠脉闭塞、恶性心律失常甚至危及生命。但大家不要过于焦虑和紧张，随着技术的成熟完善和器械改进，在规范操作的情况下，上述并发症尤其是严重并发症发生风险很低（不足 0.5%），冠脉造影检查仍然是一项安全的微创检查。

冠状动脉狭窄到多少才算严重

冠状动脉狭窄超过 50%，被认为影像诊断冠心病。根据冠脉 CTA 报告结果，狭窄 0~25% 为轻微狭窄；25%~50% 为轻度狭窄；50%~70% 为中度狭窄；超过 70% 为重度狭窄。既往观点认为，冠脉狭窄＞70%，需要考虑介入治疗或者外科手术。但目前除了冠脉狭窄本身，还需要根据病变的位置、稳定性、供血范围等因素综合考虑。也就是说，不是狭窄＞70% 就很严重，也不一定狭窄＞70% 就需要放支架。

什么是心肌桥

正常冠状动脉的主干和主要分支血管走行在心肌表面，通过进一步的分支深入心肌内，从而为心脏供血。然而，有部分患者在冠状动脉发育过程中，冠状动脉或其分支的某个节段走行在心肌内，而覆盖在冠状动脉上的心肌就像在一条大河上架起的桥梁一样，称为心肌桥。

心脏收缩时，心肌桥上的心肌同样收缩，被心肌桥覆盖的冠状动脉节段受到压迫，出现收缩期狭窄，但在心脏舒张时狭窄解除。因此，心肌桥往往没有明显症状。但如果收缩期压迫严重，同时心率增快以及心脏收缩增强（如剧烈运动时），可能引起下游心肌缺血，诱发心绞痛。

 ## 心肌梗死可以出现牙痛、后背痛、上腹痛等症状吗

心绞痛分为典型和不典型两种，不典型的心绞痛疼痛可以发生在胸骨下段、左心前区或上腹部，也可以向下颌（包括牙齿）、颈部、左肩胛部（后背）或右前胸放射。

心肌梗死跟心绞痛的区别在于疼痛时间延长和程度加重，而疼痛发生的诱因、发生部位和放射部位是相似的。也就是说，心肌梗死的胸痛也可以发生在不典型部位，比如下颌、颈部、背部、上腹部。这个时候就要和其他有类似症状的疾病相鉴别。有些情

况下，胃、十二指肠或胆囊、胰腺等消化道疾病和心梗的疼痛很难鉴别。不是所有的牙痛、后背痛、上腹痛都是心肌梗死。但年纪大、合并多个冠心病危险因素的患者一定要先想到排除心肌梗死，避免延误治疗。

没有任何症状也可能患心肌梗死吗

冠心病有一个亚型叫无症状心肌缺血，也叫隐匿型冠心病，患者没有明显的临床症状，只是心电图或其他检查方法检测到患者心肌缺血证据。如果缺血时间比较长，心肌发生坏死就是无症状心肌梗死，所以，没有任何症状的心肌梗死是存在的。有的患者体检时发现心电图有心肌梗死表现，超声心动上也发现相应部位的心室壁运动幅度下降，可他自己完全没有不舒服的感觉，就是发生了这种无症状的心肌梗死。糖尿病患者、高龄老人相对其他人群更容易发生无症状的心肌梗死。

哪些因素可以诱发急性心肌梗死

以下因素可以诱发心肌梗死：①过度劳累、重体力活动时；②精神紧张、情绪激动、焦虑、抑郁、愤怒、忧愁以及过度兴奋等情绪变化时；③饱餐、进食大量脂肪物质、大量饮酒时；④便秘，尤其在老年人中，因排便用力屏气而导致心肌梗死者并非少见；⑤寒冷及高温刺激；⑥吸烟，吸烟不仅会促使动脉粥样硬化，也会引起冠状动脉收缩、痉挛；⑦大出血、大手术、休克、严重心律失常等；⑧其他因素，如药物滥用、空气污染等也被认为是急性心肌梗死的诱发因素。

 ## 打鼾与心肌梗死有关系吗

打鼾的主要原因是各种原因引起的呼吸通道狭窄，如果没有出现呼吸暂停、低通气或低氧血症，一般不会增加心脏病的风险。但是，一旦气道狭窄到比较严重的程度甚至完全阻塞时，就会影响呼吸气流量。睡眠过程中反复发生气道阻塞，不能正常呼吸，出现低通气、低氧血症时，可出现血液中的氧含量降低、二氧化碳增多，引起心率增快、血压上升、血管壁损害，全身组织器官反复缺血、缺氧，导致机体分泌许多有害的炎症因子，造成组织器官损伤，这就是阻塞性睡眠呼吸暂停低通气综合征，即OSAHS。发生OSAHS时，会增加冠心病、高血压、糖尿病和脑血栓等慢性病的发病风险，严重者还会有睡梦中急性心肌梗死和猝死的风险。因此，如果有睡觉打鼾的患者，最好请呼吸内科、耳鼻咽喉科医生会诊一下，并积极进行治疗。

 ## 睡眠与心肌梗死有关系吗

一项新的研究显示，睡眠质量与心脑血管疾病发作关系密切，那些有睡眠障碍的人心肌梗死和卒中风险比一般人高。有63%的心脏病患者同时也饱受睡眠障碍的困扰,其睡眠障碍与许多情绪障碍有关,包括焦虑、忧郁、愤怒等。与没有睡眠障碍的男性相比,有睡眠障碍的男性患心肌梗死的风险增加了2~2.6倍,患卒中的风险高出1.5~4倍。有睡眠障碍的男性患心肌梗死和卒中的风险还与职业有关,尤其是那些丧偶或离婚、学历层次低或从事重度体力劳动的男性风险更大。

对于大多数人而言,良好的睡眠是每晚睡7~8个小时。研究人员建议,应将睡眠障碍同吸烟、缺乏运动和饮食不健康一样看待,并应把睡眠障碍当作心脑血管疾病的危险因素之一。

心肌梗死有季节性吗

俗语有"数九寒天,冷在三九","三九天"是一年中最冷的时期。进入冬季,天气转冷,疾病也最爱在此时扎堆,尤其是心血管病。中国慢性病前瞻性研究项目公布的一组数据显示,我国冬季心血管病患者死亡人数比夏季高41%。心肌梗死作为心血管病最凶险的类型,其发病的外因多为寒冷激发冠状动脉痉挛,加上严重粥样硬化导致冠状动脉内皮损伤,在血小板聚集后形成血栓,导致心梗发生。首先,冬季气温低,会刺激人体血管收缩、痉挛,促使心率加快、血压升高、心脏负荷增加,尤其是一些中老年人本就存在动脉硬化、血管狭窄的问题,气温降低时原本狭窄的血管会变得更加狭窄;其次,冬季人们运动量减少,会进一步给人体循环系统带来负担。在冬季,居民应根据自身的健康状况及运动习惯选择合适的运动项目,科学健身，特别冷时应尽量在室内锻炼。此外，在家也要防受凉，早晨醒来后避免立即起床，先在被窝中活动身体；洗脸、刷牙用温水；沐浴前先让浴室充满热气，等温度上升后再入浴。冬季最佳外出活动时间建议在阳光充足、室外温度升高时，且外出时要注意保暖，尽量戴口罩、帽子和手套。

每天24小时中，心肌梗死有好发时间吗

老人们常说，"早上凉飕飕，中午热死牛"。早上到中午的这段时间是心梗的高发期，有专家甚至将上午称为心梗患者的"魔鬼时间"。世界卫生组织早在1976年提出心梗的发病高峰出现在上午8~10点。随后有研究显示，心梗在上午6~12点时段的发病风险比其余时间高出40%。在上午刚清醒时，由于生物钟效应，交感神经兴奋性增强，血液中各种激素浓度上升，生理代谢活动增强，血压会快速上升。如果起床太快、太猛，就会使神经过度兴奋，有可能造成血压突然升高，增加心梗发生风险。起床时，一定要遵循"221"原则：醒来后睁眼在床上躺2分钟，起身后在床上坐2分钟，然后坐在床边等1分钟，再站起来下地活动。慢点起床，然后喝一小杯温开水，可稀释血液，有益心血管健康。对于吸烟的人，早上醒后不要着急吸烟，此时血液比较黏稠，一旦吸烟，会引起血管剧烈收缩、心跳加快，导致冠状动脉血管痉挛，增加心梗发生风险。清晨起床后，虽是排便的最佳时间，但注意不要用力排便，以免使腹压升高，引起血压骤升、心肌耗氧量增加而诱发心梗。

急性心肌梗死有先兆吗

急性心肌梗死向来以出手快、下手狠著称，所幸20%~60%的急性心梗患者在发病初期会出现先兆症状。因此，了解心梗的先兆症状，通过及时有效的诊治，对于降低急性心肌梗死的死亡率具有重要意义。

先兆一：原有心绞痛症状加重

先兆二：新发持续性心绞痛

先兆三：双耳突聋

先兆四：脐周疼痛

先兆五：脚底疼痛

先兆六：睁不开眼睛

先兆七：左腿酸麻胀疼

先兆八：胸口被胶带缠绕感

先兆九：牙痛

先兆十：头晕

先兆十一：肩背部疼

先兆十二：左上肢无力

先兆十三：头疼

先兆十四：突然变懒、乏力

"时间就是心肌,时间就是生命"是什么意思

心肌梗死发生后,心肌的血液供应被中断。缺血的时间越长,受影响的面积越大,心肌恢复的概率也将随之下降,坏死的细胞也越多。每耽误一分钟,就有成千上万个心肌细胞死亡,而且心肌细胞不可再生。在心梗后的40分钟,堵塞的血管会引起20%的心肌出现坏死;而心梗超过2小时以后,心肌梗死的面积可能将达到80%;心梗超过6小时以后,心肌梗死的面积可能将会达到90%。因此,应在发现患者心梗症状后及时拨打120,尽早送入医院治疗,恢复冠状动脉血液供应,缩小梗死范围,减少并发症发生。

急性心肌梗死死亡的患者中约一半人在发病60分钟内在院外猝死,他们中的大部分如果能够及时被送到医院或者及时就地进行心肺复苏,生命就可能得到挽救。所以,心血管学界有句名言,叫"时间就是心肌,时间就是生命"。

什么是心梗患者救治的黄金120分钟

每年的11月20日是我国的"心肌梗死救治日",谐音是"要120",目的是提醒大家:当急性胸痛发作时,一定要牢记两个"120"——及时拨打120救护车,及时就医;把握心梗救治黄金

120分钟。

在心肌梗死发病后,初期血管内血栓相对松软和脆弱,治疗起来难度尚小,越早进行救治效果将会越好,包括减少并发症的发生以及康复的预后。研究表明,当血管闭塞在120分钟内得到疏通,心肌梗死患者的心肌细胞坏死的数量小于总数的50%。通过治疗,可以较大恢复患者的心脏结构和功能,患者的死亡概率也会降低。

所以,"120分钟"被称为心肌梗死患者救治的黄金时间。

如何缩短心肌梗死患者发病到救治的时间

患者在发生疑似心肌梗死症状(胸痛)后:

(1)应尽早拨打120急救电话,及时就医,避免在家观察病情、耽搁时间而延误救治时机。

(2)家属可以要求救护车送至最近且具有救治能力的医院,建议首选就近通过认证的胸痛中心医院,因为胸痛中心有为抢救心梗患者设立的绿色通道,可以在转运途中及时做心电图并传送给相关医生判读结果,明确诊断后指导救护车给予紧急救治。

(3)胸痛中心先救治后缴费也可以节约时间,可以快速启动导管室流程,马上实施介入手术治疗。

(4)家属应积极配合医生签署患者介入手术知情同意书,保证第一时间抢救心梗患者的生命。

怀疑心肌梗死，第一时间拨打120吗

是的。遇到高度怀疑为心肌梗死的患者，应第一时间拨打120急救电话，因为发生心梗后120分钟尤其前60分钟是获得救治的黄金时间。120急救车配备了专业的医疗人员以及完善的抢救设备，在帮助患者转运途中不仅能根据病情变化作出相应的专业处理，而且在转运途中具有特殊路权，可保证在最短时间内将患者转运至具有救治能力的医院。随着全国胸痛中心工作的开展，许多120急救中心已经与医院胸痛中心签署合作协议，能更好地衔接院前－院内救治流程，通过胸痛中心院内绿色通道进一步缩短救治时间。

每年的11月20日是我国"心肌梗死救治日"，1120代表2个"120"，一是出现急性胸痛要及时拨打120，二是明确诊断心梗患者在黄金120分钟内得到有效救治。

 ## 什么是胸痛中心

胸痛中心是为救治急性心肌梗死患者而建立的，依托二级及二级以上的医院建设，为急性心肌梗死患者提供快速救治的通道。胸痛中心主要包括社区及乡镇卫生院与上级医院建立绿色通道、120救护车与医院建立信息共享通道、医院内部各科室之间通力合作。

救治过程中，通过120救护车、社区、乡镇卫生院远程传输患者信息，上级医院远程指导快速确诊及施救，院内优化患者救

治流程，使发生急性心肌梗死的患者能够得到快速救治，缩短救治时间，降低死亡率，获得更好的救治效果。

胸痛中心主要救治以胸痛、胸闷为症状的患者，特别是急性心肌梗死严重威胁患者生命，其死亡率与救治时间密切相关。所以，对急性胸痛患者早期鉴别、早期诊断、快速救治就显得至关重要。胸痛中心肩负着急性心肌梗死救治的伟大使命！

胸痛中心怎样救治心梗患者

急性心肌梗死是冠状动脉急性、持续性缺血缺氧所引起的心肌坏死。随着时间的延长，心肌的缺血缺氧会持续加重，导致心肌坏死范围进一步扩大，最终导致心脏功能受损甚至死亡。发生急性心肌梗死，最关键的就是快速救治，尽可能快地开通梗死血管，才能最大限度地降低心肌梗死对生命的影响。

胸痛中心能够通过以下几方面提高急性心肌梗死的救治效率和效果。

（1）对区域内覆盖的社区人群普及心梗救治知识，呼吁老百姓发生急性胸痛时立即呼叫120，缩短患者发病到就诊的时间。

（2）通过120与医院快速对接，远程传输患者发病信息，能够在救护车上实施救治，并且能够将患者运送至具备救治能力的医院，大大提高救治效率。

（3）胸痛中心按照最新的诊疗要求建设，针对胸痛患者优先救治和先救治后收费，能够最大限度地缩短患者救治时间，给心肌梗死患者提供科学、有效的救治措施，提高救治质量。

（4）推动医院救治技术的持续提升，将急性心肌梗死的救治技能大范围推广，降低因救治能力不足导致的患者救治延误。

中国有多少家胸痛中心

截至2022年上半年，全国胸痛中心建设的医院超过5300家，已通过胸痛中心认证的二级及二级以上医院共计2096家，已经基本形成了全国的心肌梗死救治网络。按照国家卫生健康委员会发布的《胸痛中心建设与管理指导原则（试行）》要求，所有承担急性胸痛救治任务的二级及以上医疗机构都应该建立胸痛中心，未来中国还将有更多的胸痛中心建立起来。越来越多的城市整体根据救治半径和救治时间规划胸痛中心的建设，如天津就有28家胸痛中心，市区内平均5千米的救治半径就有一家胸痛中心，可以最大限度地缩短心梗患者救治时间，天津已经连续多年实现心肌梗死死亡率的下降。苏州在全市范围内规划和建设胸痛中心，确保在一定救治半径内都有一家胸痛中心，这样一旦患者发病，就可以最短时间送到有救治能力的医院。青海通过建立全省的心电网络，把偏远地区纳入胸痛中心建设网络，让患者能够在基层得到诊断和治疗。我们的目标是每个县都要建设胸痛中心，这样未来老百姓无论在发达的城市还是在偏远省份抑或是县里，都有胸痛中心为每一个心梗患者保驾护航，守护国人心脏健康。

急性心梗一定要去就近的胸痛中心吗

如果附近有已经通过认证的胸痛中心医院，建议优先考虑去胸痛中心医院，因为胸痛中心以急性心肌梗死患者救治为中心，在各个环节优化救治流程。比如针对120，急救中心有胸痛优先调度机制，一旦有呼救，会优先出车；医院内有胸痛救治绿色通道，胸痛患者优先接诊、优先检查，一旦确诊还可绕行急诊科，心内科要求一键导管室启动，可以让患者迅速进入导管室接受急诊手术。

胸痛中心还制定了先救治后收费的机制，对于心电图检查与心梗相关诊断检查都设定了时间要求，比如10分钟出心电图、20分钟出肌钙蛋白，而且是先检查再收费，这无疑会缩短救治时间。每早一分钟诊断，无疑多争取了一分钟的救治时间。

老百姓可以通过关注微信小程序"胸痛中心急救地图"搜索到离你最近的胸痛中心。一旦有急性心梗发作，可以呼叫120并优先考虑送到最近的胸痛中心，以便得到最快的救治。

心肌梗死就地溶栓和转运介入治疗，如何选择

任何一个急性心肌梗死患者的救治首要目标是缩短心肌缺血时间，尽最大可能减少心肌坏死范围，其治疗方案的选择因人而异、因时而异、因地而异。

患者突发急性心肌梗死时，要第一时间拨打120，有条件的情

况下搜索离自己最近的胸痛中心。目前，胸痛中心已经逐步铺设至县级医院，因此，就近、就急处理症状才是关键。

对于能在120分钟内转运至具有急诊介入能力的医院并完成再灌注的患者，推荐开展介入治疗。对于无法在120分钟内转运至具有急诊介入能力的医院并完成再灌注治理的患者，推荐就地开展溶栓治疗，然后在2~24小时进行冠状动脉造影，以评估是否需要进一步介入治疗；溶栓失败的患者应立即转运行补救经皮冠状动脉介入。对于有溶栓禁忌证、发病小于12小时的患者，需要转诊至有急诊介入能力的医院进行急诊介入治疗。

心肌梗死发病后多长时间，溶栓或介入治疗效果不好了

溶栓治疗快速、简便，在不具备经皮冠状动脉介入治疗条件的医院或因各种原因使首次医疗接触至经皮冠状动脉介入治疗时间明显延迟时，都应该采用溶栓治疗。目前，大多数临床溶栓治疗研究的发病时间选择在6小时内，超过12小时的溶栓常规不推荐。发病时间小于3小时的ST段抬高型心肌梗死患者，直接经皮冠状动脉介入治疗与溶栓同效，推荐溶栓治疗；发病6~12小时的患者，直接经皮冠状动脉介入治疗优于溶栓治疗，优选直接经皮冠状动脉介入治疗；ST段抬高型心肌梗死发病超过12小时，但有临床和/或心电图进行性缺血证据，仍建议尽早介入治疗；发病超过24小时，无心肌缺血表现、血液动力学和心电稳定的患者，不推荐行急诊介入治疗，建议择期评估后再决定是否介入治疗。

怀疑是心肌梗死,能吃哪些药物? 必须是硝酸甘油吗

硝酸甘油是心绞痛患者首选的急救药物。当心绞痛发生时,可舌下含服 1 片(0.5 mg)硝酸甘油,隔 5 分钟再次含服 1 片,总共不得超过 3 片;也可使用硝酸甘油喷雾剂舌下喷射 1~2 次(相当于含服硝酸甘油 1~2 片)。由于喷雾剂携带不方便、剂量不易控制,临床更多为患者提供硝酸甘油片剂。心绞痛患者通常在含服硝酸甘油 1~5 分钟后缓解,如果症状未缓解、胸痛持续时间超过 15 分钟,应警惕发生急性心肌梗死。

肥厚梗阻性心肌病、主动脉狭窄、闭角型青光眼、24 小时内服用过西地那非等磷酸二酯酶抑制剂的患者不宜服用硝酸甘油。另外,患者在服用硝酸甘油时应避免站立体位。

在无硝酸甘油、硝酸甘油过敏或存在使用禁忌时,可含服速效救心丸或复方丹参滴丸 5~10 粒,或者咬碎吞服阿司匹林 300 mg。

怀疑是心肌梗死,需要吸氧吗

氧疗是心梗患者的治疗方法之一,但其操作与药物治疗一样有利有弊,需要科学使用才能真正帮助到患者。《急性疾病患者氧疗:临床使用指南》建议监测心梗患者的血氧饱和度(SaO_2),$SaO_2 \geqslant 90\%$ 的患者不应常规吸氧;$SaO_2 < 90\%$ 或有低氧血症表现时

（如口唇发绀、喘憋加重、呼吸频率增快），可给予氧疗。因此，在实际操作中应严格把握适应证，尽量提高氧疗效果，避免不良反应。

 ## 怀疑是心肌梗死后，什么体位最好

看到有人突然倒地，一般人都会很自然地帮忙把人扶起来，但是对于心梗患者，任何身体活动都会增加心脏耗氧，所以遇到突然倒地的心绞痛或高度怀疑心肌梗死的患者，应尽量帮助其平卧、半躺或坐立，使患者保持较舒服的体位。若平卧时呕吐，须将头部偏向一侧，避免误吸呕吐物；同时，还需要帮助患者稳定情绪，陪伴其等待救护车和救护人员的到来。

 ## 怀疑是心肌梗死后，能走路用力吗？能大便吗

当心绞痛发作或怀疑发生急性心肌梗死时，患者应尽量保持安静，避免情绪紧张，不要走路、乘公交车、驾车等。因为任何活动或焦虑情绪都有可能增加心肌耗氧、加重心肌缺血，也许前一秒还没事，下一秒就倒下了。

由于排便过程可能导致心肌耗氧增加、心肌缺血加重，心绞痛发作或怀疑发生急性心肌梗死时尽量不排便。如必须排便，应尽量不动、避免用力，在别人的帮助下完成排便。

什么是心肺复苏术

心肺复苏是对心跳呼吸骤停患者合并使用胸外按压和人工呼吸的一种急救操作。

心脏就像人体的"发动机",通过一次次的跳动向全身运输富含氧气的血液。当心脏一旦停止跳动,携带氧气的血液将停滞不前,无法流向身体各部,尤其是最重要的大脑。大脑缺血缺氧持续超过10秒,人体即可丧失意识,4~6分钟后便可出现不可逆损害。想要在心脏骤停的短暂时间内挽救生命,必须为大脑及时供应血液和氧气,而心肺复苏是患者到达医院前可完成此项工作的唯一方式。

什么是AED

AED是指自动体外除颤仪,它可以使心脏骤停患者第一时间、第一地点接受体外除颤,使心脏恢复正常节律,除掉心脏不正常的心肌活动,让心肌重启。

AED是抢救心脏骤停患者的利器,是普通民众就可以使用的除颤急救设备,通常放置于公共场所,如商场、机场、会展中心、体育场和学校等地。没有受过训练的普通人可通过设备中的语音指导顺利使用。

如何同急救电话沟通，配合急救人员尽快到达

呼救者首先要保持冷静，120急救电话接通后，要仔细听清调度员的询问，并向调度员说明以下情况。

（1）讲清目的："这里有患者，需要急救车"（注意首次接电话的可能是分流席的工作人员，确认呼叫目的后会转接派车席调度员，此时千万不要挂断电话）。

（2）患者所处的地点：依次描述区、街道、小区（胡同）、楼号及门牌号。描述地点时，可以借助显著地标，如学校、地铁站等。

（3）患者发病的主要症状特点及姓名、年龄、性别等一般情况。

（4）特殊情况：大型事故灾难，如煤气泄漏、火灾、爆炸等。

（5）联系电话，应保持电话畅通。

（6）适时挂断电话：应让120调度员先挂电话或得到120调度提示后挂断电话，确保调度员已询问完所需信息。

（7）等候救护车时，若有余力，与物业、保安沟通，打开小区大门、电梯等，并将楼道、过道的阻挡杂物清理干净。

（8）准备好需要携带的医疗资料和必要物品，如证件、现金，做好陪同患者前往医院的准备。

心梗患者到达医院前的转运途中能做些什么

在到达医院前,急救医生会与医院联系,提供患者病历资料、体征、症状等信息,为患者到达医院后的紧急治疗提前做好准备,并向患者及家属说明情况。患者及家属应该配合工作,以便让医院提前做好准备。

患者如确诊心梗,往往需要尽早进行溶栓、导管介入等特殊治疗,甚至需要院前溶栓治疗。患者家属需要以患者安危为重,配合医生工作,及时在转院和治疗协议上签字,不要因为对医生有猜疑或家庭矛盾等原因浪费救治时间。

医生为什么要来谈话签字

知情同意贯穿于整个医疗过程,是医患沟通中最常见、最典型的形式。知情同意的实施,不仅保护了患者自我决策的自知力,并且符合知情同意的法律要求。医患间的沟通不仅体现在日常的语言交流中,书面告知也是医患告知的重要环节。谈话签字不仅保证医务人员以科学、严谨的态度和高度的责任心去履行告知义务,使患者和家属了解手术的必要性、风险性、手术方式、并发症以及费用等相关问题,也是确保患者及其家属享有知情选择权的充分体现。同时,谈话签字具有一定的法律效应,是医患双方获取自我保护、预防医疗纠纷的关键步骤。

溶栓治疗的好处和副作用是什么

ST段抬高型心肌梗死时，心肌坏死程度与时间密切相关，因此，缩短心肌总缺血时间是救治的关键。溶栓治疗简便易行，基层医院即可开展，短时间内（首次医疗接触30分钟内）即可启动，相较经皮冠状动脉介入治疗有着早期治疗的时间优势。溶栓治疗是生物化学性溶解血栓，针对冠状动脉血管内大、中、小及微血栓均有溶解作用。研究表明，ST段抬高型心肌梗死发病2~3小时内静脉溶栓的效果不劣于直接经皮冠状动脉介入治疗，尤其是基层医院、边远地区更适合推广静脉溶栓治疗。

溶栓治疗的风险主要是出血，轻度如皮肤黏膜、肉眼及显微镜下血尿、小量咯血、呕血、穿刺或注射部位出血；重度如大咯血、消化道大出血；危及生命部位的出血，如颅内、蛛网膜下腔、纵隔内或心包出血。但随着第二代、第三代纤溶酶原激活剂的应用，出血风险已大大减低，甚至不到1%，此时把握溶栓治疗的适应证和禁忌证，从而避免高危出血风险的患者发生严重出血事件至关重要。

溶栓后还有必要放支架吗

溶栓是再灌注治疗的开始，而不是结束。溶栓后，常规早期行冠状动脉造影检查和必要时实施经皮冠状动脉介入治疗，可以早期开通血管、改善心肌灌注、降低再发心肌缺血和心肌梗死的风险。研究表明，先溶栓再介入治疗甚至较直接介入治疗获得了更优异的心外膜和心肌再灌注水平。

胸痛中心建设标准中对有开展溶栓治疗条件医院的溶栓场地、溶栓团队、溶栓药物、溶栓后转出流程等作出明确要求,确保急性心肌梗死患者接受规范溶栓治疗,提升救治效率。

 血管内的血栓能取出来吗

冠状动脉粥样硬化只引起血管狭窄,如果在此基础上局部血栓形成,就会导致血流完全中断,供血范围的心肌就会发生坏死。因此,在进行急诊介入治疗时,如果发现血管内有大量血栓,就需要尽可能多地把血栓抽出来。手术时,沿导丝将血栓抽吸导管送到血栓的位置,应用注射器或者压力泵负压抽吸血栓,可将血栓抽出。如果血栓形成后未能及时手术,由于血栓机化(疏松的血栓变得致密),将很难抽吸出来。在血栓量过大或血栓质地特殊的情况下,也很难抽出或完全抽出。

 急诊介入治疗的好处多吗

急性心肌梗死的危害可以分为近期和远期两个方面。近期危害主要是在疾病的急性期死亡风险很高,尽管医学不断发展,目前急性心肌梗死患者住院期间的死亡率平均仍达5%;远期主要是心肌坏死导致患者心脏功能下降所致的一系列问题。因此,在急性心肌梗死时,应尽早开通堵塞血管、减少心肌坏死的量尤为重要。疏通血管的手段主要有两种——溶栓和急诊介入治疗。与溶栓相比，及时的急诊介入治疗开通血管的成功率更高，成功开通后血管再次闭塞的风险低，在降低患者的院内死亡率和远期效果方面均优于溶栓治疗。因此，在有条件进行急诊介入治疗的情况下，一定要尽快做。

急诊介入治疗一定要放支架吗

急诊介入治疗的目的是开通闭塞的血管，同时避免血管再次闭塞。为达到这两个目的，绝大多数急诊介入治疗都需要置入支架。但在以下两种情况时，不需要置入支架。第一种情况是通过血栓抽吸等治疗手段，血流通畅，而且血管没有残留严重的狭窄或撕裂、溃疡等病变。第二种情况是患者不具备置入支架的条件，如血管内仍残留大量血栓，预计置入支架后血流仍不能恢复；或者虽然血流恢复，但是血管病变复杂，不适合置入支架。对于前者，可在充分抗血栓治疗一段时间后复查冠状动脉造影，再根据情况决定是否置入支架；对于后者，则需要考虑外科手术治疗。

心肌梗死会复发吗

无论是否经过血运重建和充分的药物治疗，心肌梗死均存在复发的可能。临床上有心肌"再梗死"的概念，指的是急性心肌梗死4周后再次发生的梗死，既可以发生在原来梗死的部位，也可以发生于任何其他部位。

如果把心肌比作一片农田,冠状动脉就是为其供水的河道,从源头发出后,会分成许多支流供应不同的区域,如果某条支流阻塞,其供水的庄稼(心肌)就会旱死(梗死)。当我们把这条支流疏通后,并不能保证永远不会泥沙淤积、再次阻塞,这就是原部位再梗死的发生原因。在有些情况下,一块农田有不止一条支流供水,即心肌坏死区可能同时受另一支冠状动脉所支配,即便引起原梗死的犯罪血管通畅,原梗死部位仍有可能因另一血管病变再次梗死。患者经过血运重建治疗后,相当于铲除淤石、拓宽河道(溶栓或介入治疗),或者在旁边重修一条新的河道(冠脉搭桥),但如果不注意检修维护,仍有可能再次阻塞。因此,经皮冠状动脉介入治疗及CABG术后患者须定期复查,并遵医嘱长期用药,以保证不生泥沙、河道通畅。

 心肌梗死能治愈吗

心肌梗死无法完全治愈,因为已经坏死的心肌细胞无法再生,也不能像皮肤等部位的坏死组织一样脱落并由新生组织替代,因此会长期存在于机体内并影响本应由其承担的心脏功能。但患者无须悲观绝望,现有治疗理念和技术能够尽量减小心梗带来的影响,并力求使患者正常生活、达到预期生存时间。

随着治疗理念的进步和患者对治疗预期的提高,心脏康复治疗越来越受到大家重视。心脏康复是一项医疗指导计划,包括锻炼、健康教育、引导患者减轻压力,以帮助其恢复高质量的生活,改善综合预后。

综上,急性心梗的治疗要及时、充分,但不能追求"毕其功于一役",要有打持久战的准备,这样才有可能获得最终胜利。

心肌梗死后,坏死的心肌可以再生吗

在目前医疗技术下,心肌坏死后无法再生。心肌是由心肌细胞构成的肌肉组织,在缺血发生的10~15分钟,心肌细胞就会出现异常改变,数小时内即会坏死。而成人的绝大部分心肌细胞已经失去了再生能力,坏死的组织会由成纤维细胞等产生的纤维瘢痕所取代。其他部位的心肌会出现反应性重塑,如间质和血管周围纤维化,使室壁结构、功能产生改变,最终导致心功能下降。

虽然苦难重重,但科学家一直没有放弃再生心肌的尝试。改变线粒体消耗能量的类型、microRNA等方法均已进行了动物实验,证实了心肌细胞的再生潜力,但因为操作技术、副反应等因素,距离临床应用还有很长一段路要走。

高血压患者怎样预防心肌梗死

我国约有2.45亿高血压患者。高血压是心血管疾病最重要的危险因素之一,高血压患者发生急性心肌梗死的风险是正常血压者的1.91倍,是冠心病重要的危险因素之一。那么,高血压患者

如何预防心肌梗死？从根源上无疑是有效地控制血压，降压达标。控制血压的正确方法，须做到以下五点。

（1）**治疗性生活方式干预**。①减轻体重：将体重指数（BMI）控制在 24 kg/m² 以内；②限制钠盐摄入：减少食用盐的摄入，限制每日钠盐在 5 g 以内；③增加运动：适当的运动有利于降低血压水平，并且可以减轻体重；④减少精神压力，保持良好心态。

（2）**药物治疗**。在经过治疗性生活方式干预的情况下，血压仍无法控制或合并其他心血管疾病高危因素或合并（如心肌梗死等）心血管疾病时，应考虑启动药物治疗。高血压药物治疗须遵从小剂量、长效、联合、个体化四项原则，高血压患者须按时服药、坚持服药、不盲目停药、换药，从而有效控制血压水平。

（3）**监测血压**。无论是否启动药物治疗，一旦确诊为高血压，就应开始血压监测，特别需要做好家庭血压监测。一般而言，高血压患者血压应控制在 140/90 mmHg 以下，合并糖尿病、冠心病患者血压应控制在 130/80 mmHg 以下，老年人血压应控制在 150/90 mmHg 以下。

（4）**其他心血管危险因素共同控制**。高血压患者多伴有其他心血管危险因素，如高血脂、糖尿病、高同型半胱氨酸血症、高尿酸血症等，严控其他危险因素可降低心肌梗死的发生率。

（5）**健康教育**。需要全社会的积极参与，包括医师、患者、政府、媒体等。患者应全面了解高血压在预防心肌梗死中的重要意义，充分了解高血压与健康的关系，自发地配合医生规范化治疗。

高血脂患者怎样预防心肌梗死

高血脂是心肌梗死的独立危险因素,长期有效控制血脂对于预防心肌梗死具有重要意义。

坚持控制饮食和改善生活方式是治疗高血脂的基础措施。良好的生活方式包括坚持健康饮食、规律运动、戒烟酒和保持理想体重。除此以外,需根据每个人罹患心肌梗死的危险程度,决定是否启动药物调脂治疗。低密度脂蛋白胆固醇(LDL-C)水平是预防心肌梗死的首要干预靶点,非高密度脂蛋白胆固醇(即高密度脂蛋白以外的胆固醇总和)是次要干预靶点。对于罹患心肌梗死高风险患者应控制 LDL-C < 1.8 mmol/L 甚至 < 1.4 mmol/L;LDL-C 基线值较高且不能达目标值者,LDL-C 至少降低 50%。

关于药物选择,首选他汀类药物,须根据个体降胆固醇疗效和耐受情况适当调整剂量。若胆固醇水平不能达标,可在他汀类基础上加用依折麦布;对于仍不达标患者,可使用前蛋白转化酶枯草溶菌素 9(PCSK9)抑制剂。PCSK9 抑制剂可进一步显著降低 LDL-C 水平,从而减少心肌梗死风险。贝特类、烟酸类和高纯度鱼油制剂可降低甘油三酯水平。脂蛋白血浆置换、肝移植、部分回肠旁路手术和门腔静脉分流术等可作为辅助治疗措施,用于家族性高脂血症患者。

糖尿病患者怎样预防心肌梗死

糖尿病患者要想改变命运并不是不可能的。首先，我们要有很好的生活方式。糖尿病饮食和冠心病饮食是没有差别的，它们的核心都是控制总热量、少油少盐、少饱和脂肪酸并增加膳食纤维。改变久坐不动的习惯，坚持每周中等强度的有氧运动150分钟以上，通过这样的方式维持合理体重并部分减轻脂代谢异常。

糖尿病患者预防心肌梗死的药物治疗可以用AABC来概括。第一个A是A1c，代表糖化血红蛋白达到7%。已经有大量的临床研究证据证实，糖化血红蛋白<7%可以明显减少糖尿病微血管病变的患病和进展；而糖尿病微血管病变尤其是尿白蛋白的出现往往预示着冠心病的风险明显增加，所以，减少尿蛋白的出现就可以减少心肌梗死。第二个A是阿司匹林，最新的研究数据进一步支持50岁以上的糖尿病患者虽然没有患冠心病，但只要同时有血脂异常、血压增高或有早发冠心病的家族史，都属于心肌梗死高危者。如果没有服用阿司匹林的禁忌证，就应该一直服用小剂量阿司匹林（75~100 mg）。控制血压就是B，按照糖尿病治疗指南，糖尿病患者血压应控制在130/80 mmHg，应选择24小时作用的药物，坚持长期用药以达到血压控制目标。最后的C就是降胆固醇。糖尿病患者使用他汀类降低低密度脂蛋白胆固醇已经获得了能够降低心肌梗死、降低总死亡和降低心血管死亡的益处。

长期吸烟患者怎样预防心肌梗死

研究认为,长期吸烟可导致血管内皮功能紊乱、促使炎症和氧化应激反应、增加血小板聚集、增高纤维蛋白原及凝血因子水平等,从而导致心肌梗死发生。

在临床上,戒烟的治疗方式包括药物治疗、心理治疗和理疗。许多患者已使用烟草多年,尽管知晓了对于心血管疾病的危害性,但仍可能对烟草有高度依赖性。我们希望把戒烟治疗建成为一个类似于高血压或糖尿病的慢病管理模式,并强调戒烟治疗实行个体化方案,包括药物治疗、宣教、改善生活方式等。心血管疾病患者持续戒烟干预的护理模式在加拿大被命名为"渥太华模式",自2002年该模式首次实施以来,44%的参与者成功戒烟,并在6个月或更长时间内保持无烟状态。

电子烟作为一种风险较低的传统香烟替代品而被推广,目前有一些市场。但实验和临床证据表明,电子烟仍可以增加心肌梗死的风险。电子烟通过燃烧烟草生成尼古丁气溶胶,与传统香烟一样,挥发出比人的头发还要小一到两个数量级的超细微粒,会增加心血管疾病和急性心肌梗死的风险。

我们积极提倡尽早戒烟,把戒烟作为防治冠心病的主要策略之一。

冠心病、心绞痛患者怎样预防心肌梗死

已经明确诊断冠心病的患者,即便正在接受药物治疗或已经接受了冠脉介入治疗、冠脉搭桥术,未来仍然存在一定的心肌梗死风险。因此,更需要从改善生活方式、优化药物方案、制定合适的血运重建方案等多个方面预防心肌梗死。

冠心病稳定性心绞痛患者预防心肌梗死要多管齐下。首先,要建立健康的生活方式,低盐低脂饮食,戒烟戒酒,控制体重,保持良好心态,根据心绞痛症状在医生指导下制定适合的运动强度;其次,要积极控制血压、血糖、血脂等危险因素;再次,要优化药物方案,稳定性心绞痛的冠心病患者除了通过抗心绞痛药物缓解心肌缺血症状,更重要的是需要通过长期服用单联抗血小板药物、调脂药物(他汀类等)、β受体阻滞剂和血管紧张素转换酶抑制剂(ACEI)或血管紧张素Ⅱ受体拮抗剂(ARB)来预防心肌梗死等不良心血管事件的发生。

冠心病不稳定性心绞痛患者预防心肌梗死除了上述改善生活方式、控制危险因素的基本措施,与稳定性冠心病的主要不同点在于不稳定性心绞痛更容易演变成心梗,因此需要双联抗血小板等强化药物治疗。

做了支架的患者怎样预防心肌梗死

在回答这个问题之前,相信很多患者都会有疑问,"我已经做

了支架,还会出现心肌梗死吗?"事实上,尽管应用新一代的药物洗脱支架,但仍有一小部分患者(3%~4%)在术后可能出现心肌梗死,而且随着时间的延长,风险也会逐渐增加。由于支架内出现血栓或严重的再狭窄,以及没有置入支架的部位出现动脉粥样硬化进展、斑块不稳定(破裂或侵蚀),会导致局部血栓形成或严重心肌缺血,最终导致心肌梗死。

那么,支架术后的患者应该怎样预防心肌梗死呢?

(1)规律服用抗血小板药物。

(2)积极控制危险因素:高血压患者建议血压至少控制在140/90 mmHg以下,最好维持在110~130/70~80 mmHg;糖尿病患者将糖化血红蛋白控制在6.5%~7%;支架术后建议低密度脂蛋白胆固醇降至1.4 mmol/L以下。

(3)严格戒烟,坚持健康饮食和规律运动。

(4)定期门诊随访至关重要。

 ## 定期体检能降低心肌梗死风险吗

一般的体检项目基本覆盖了与心肌梗死相关的常见危险因素,包括肥胖、高血压、血脂异常和糖尿病,这些因素的存在会增加人们发生心肌梗死的风险。

体检之后需要关注上述指标,如果发现有不正常的情况,一定要找医生要个"说法",确认是否需要治疗、还需要做些什么检查等。一定不要因为自己没有什么感觉就忽视了,比如血脂异常基本是没有什么症状的,但它对人体的危害是持续存在的。

这些指标都合适,就不会得心肌梗死了吗?并不是。

心肌梗死患者中有一些没有任何危险因素的人,不吸烟、体型正常、没有"三高"。这说明,除了已知的危险因素外,一定还有我们尚未发现的其他危险因素,需要进一步研究。

定期运动可以降低心肌梗死风险吗

随着生活水平的提高、生活及生产方式的改变,缺乏运动逐渐成为全世界的主要健康问题之一。运动不仅是健身手段,也是防病治病的措施,正确的定期运动能降低心肌梗死发病风险的观点已经得到了医学界的普遍支持。适度、有恒、有序的有氧运动,不仅可提高运动耐量、控制体重,还能改善血管内皮功能、降低血栓栓塞风险,更能进一步改善心肌梗死的其他危险因素,如调节血脂代谢紊乱、降低血压、预防 2 型糖尿病及减轻炎症等,从而降低心肌梗死的发生风险。

由于个人能力、兴趣及生活方式的差异,并没有能够满足所有人群的运动处方;同时,随着机体运动能力增强,个体运动处方也需不断调整。因此,应遵循个体化原则,选择合理有效的运动方式和强度,并注意运动禁忌。对于心肌梗死患者,应在病情允许的情况下客观评估运动能力,并在专业医师指导下制定运动处方,循序渐进地开展心脏康复,避免诱发心肌缺血、心力衰竭等心血管事件。

合理膳食可以降低心肌梗死风险吗

营养是健康的根本，食物是营养的来源，合理膳食、均衡营养是维持健康的重要原则。目前，我国居民膳食与营养状况显著改善，但整体仍面临营养缺乏和营养过剩的双重挑战——维生素、豆类、奶类食物摄入不足，而脂肪、碳水化合物类食物摄入过多。营养不均衡会增加肥胖、脂代谢紊乱、糖尿病、高血压等心血管危险因素的风险，而改善饮食结构、均衡营养、合理膳食则可以减少上述疾病的发生，进而降低心肌梗死的发病风险。

 ## 心脏康复怎么做？需要什么条件

心脏康复首先提供健康教育，包括健康手册或宣教视频，指导患者如何控制血压、血糖、血脂、体重、疾病复发等；其次提供运动指导，应用专业的运动评估工具为患者制定个体化的运动处方和指导；再次通过面对面的专业评估及干预措施，制定心理、睡眠、饮食、戒烟等综合管理方案。另外，居家心脏康复也是我们特别关注的模式。对于危险程度相对较低的心肌梗死患者，可以选用居家康复模式，通过医师的专业评估，给予个体化的居家心脏康复计划，并定期到医院随访，随时调整处方。

随着"互联网+医疗"的发展，现在还可以通过网络为患者制作综合管理档案，并进行远程监测、评估及开具处方。人们通过智能手机或电脑与医护沟通，家里配备简单的运动设备（如哑铃、弹力带或矿泉水瓶装沙子代替等），选择自己喜欢的运动方式（如快走、跑步、游泳、太极、八段锦等），佩戴运动手表或心率带或远程心电监测设备等。

 心脏康复危险吗

心脏康复本身是非常安全的，一定要说危险，可能主要来源于运动训练时带来的风险。因此，医生会根据个体的情况制定合理的运动处方，即通过综合心脏功能评估、危险因素评分、运动能力评估等进行危险分层，量身定制具体的运动形式、时间、频率和强度等。

有的人可能还会担忧，万一运动过程中又心梗发作了怎么办？其实大可不必过度担心。首先，运动处方都是根据个体情况定制的，只要按照处方运动，一般不会发生意外。其次，在医院康复中心进行运动训练，配有心电监护，同时有完善的急救设施及医护人员，完全可以消除这方面的顾虑，完全适应后还可以逐步进行居家训练。再者，居家训练一定要经医生同意，并遵照医生给予的居家训练方案。

在康复训练时，还需要注意些什么？您需要穿着舒适的衣物和鞋子，在自我感觉良好的前提下开始训练。运动前后要注意进行热身和整理运动。训练过程中如果有胸痛、胸闷或其他不适症状，或者感觉疲劳难忍，千万不要勉强，应停下来休息并及时联系您的医师汇报。训练结束后，休息20分钟再洗澡，水温不宜过高。相信在您的积极配合和康复人员的专业指导下，心脏康复不仅不危险，反而既安全又有效。

心脏康复什么时间开始？要做多长时间

许多医学证据表明，心肌梗死患者越早开始心脏康复越好。那么，越早到底是多早呢？这里说的心脏康复主要是指活动或运动。医学上判断只要病情相对平稳了，住院期间就可以在床上、床边、下床等逐步增加活动，这个阶段也是根据每个人的病情不同设计不同的运动方案。

心脏康复是伴随心肌梗死患者终身的长期活动，因此院内康复阶段仅仅是心脏康复的Ⅰ期。Ⅱ期康复指的是出院后早期康复或门诊康复期，这个阶段一般持续3~6个月，通过医师的全面评估后，进行完整、综合的康复指导，直到能够独立管理自己，基本恢复原来的工作生活能力。之后为Ⅲ期阶段，指院外长期的康复阶段，这个阶段就是一直坚持康复管理，维持已经形成的健康生活方式及运动习惯。因此，心肌梗死后并不可怕，只要尽早开启心脏康复并坚持下去，同样可以拥有健康美好的生活。

如何选择运动形式和运动量

运动的原则是：心肌梗死患者接受运动康复一定是在病情稳定的情况下。适当的运动康复可以改善心肌梗死患者的症状与预后。

（1）跑步、登山：这些运动属于有氧运动，每次运动时间为20~40分钟。建议初始从20分钟开始，根据患者的运动能力逐步增加运动时间，运动频率3~5次/周，运动强度为最大运动强度的50%~80%。对于体能差的患者，运动强度水平设定为50%，随着体能改善逐步增加运动强度；对于体能好的患者，运动强度应设为80%。通常采用心率来评估运动强度，计算公式为：目标心率=（最大心率－静止心率）×运动强度%＋静止心率。换句话说，如果你的最大心率是120、静止心率是80、运动强度是50%，那么你的目标心率就应该是（120-80）×50%+80=100次/分。

（2）**游泳、潜水**：游泳与跑步一样，是一种有氧运动。但在游泳过程中，人体受到水压的影响，心脏压力升高、心脏输出量上升，导致血压升高、心率增快。对于既往心肌梗死患者，游泳过程中比健康人心率要快，而且相对在陆地进行的运动更容易诱发心绞痛，也可能导致其他形式的冠心病发病。但也有研究发现，对于症状稳定的冠心病患者，游泳相对安全，可以被很好耐受。

心肌梗死后，还能恢复剧烈运动吗

运动是心肌梗死后患者康复管理的一个重要环节。可能很多人觉得，都得心梗了，还怎么运动呢？其实，只要掌握正确方法，心脏病患者完全可以运动，并通过运动促进康复。但有一点需要强调，即使是对健康人来说，剧烈运动或许都是弊大于利的；对于心肌梗死后患者，更有可能增加心力衰竭、心律失常等高危情况的发生。因此，选择适合自己的运动方式和强度，以一定频率和时间做有规律的运动锻炼，才是心肌梗死后患者运动锻炼的最佳处方。

心肌梗死后，如何减少猝死的发生

通常而言，严重的心肌梗死患者在疾病发生的早期，也就是最危急的阶段，都是在医院里度过的。在住院期间，如果患者发生心律失常，都可以及时得到有效的专业处理和救治。但仍然有相当一部分的患者因为严重的心肌梗死，经过规范治疗并出院以后，仍然很可能会发生这种致命的心律失常，那么，我们该如何预防并在心律失常发生的时候及时解救呢？一般的除颤仪不便于携带，并且对操作人员有较高的专业要求；最重要的一点是，如果你正在独处，室颤会让你立即出现意识丧失，无法实现自救。因此，需要一种能够持续监测心电情况并及时终止致命心律失常的设备——埋藏式心律转复除颤器（ICD）。国内外的多项大规模临床数据均提示 ICD 可以显著减少患者心肌梗死后发生猝死的风险、延长患者生命。

 ## 心肌梗死有早搏，很危险吗

人的心脏就如同一个四居室的小屋，靠有规律的收缩达到全身供血的目的。心肌梗死后，心肌细胞坏死，使心脏射血能力下降、心功能损害、后期瘢痕形成，就像是一个房间的墙壁出现了破损。与此同时，房间墙壁内的电路也会工作不正常，进而导致心律失常，其中最常见的就是早搏（学名叫作期前收缩）。

早搏患者的临床症状有较大区别，可表现为心悸、心慌、心前区不适、心脏停跳感，也有部分患者无明显不适。据研究报道，心梗后室性早搏的发生率高达93%。心梗后早搏有一定的风险，换句话说，别看早搏一时危害不大，长远来看千里之堤毁于蚁穴。根据MADIT Ⅱ临床研究的结果显示，77%的室颤是由室性早搏触发的。持续性室速、室颤就好比电线突然短路"打火花"，如不及时处理，瞬间就会造成整个网络断电，心脏随即停止跳动，可直接导致心脏性猝死。

心梗后出现早搏，应根据临床症状及检查结果听取专科医师的建议，客观对待，积极治疗，定期复查。

心肌梗死后，哪些药物需要长期服用

有些人可能认为急性心肌梗死出院后，如果没有症状就可以不用再吃药。这个做法是非常危险的。国内外治疗指南建议，心梗后长期服用有些药物，可改善生活质量、延长寿命。

（1）**两种抗血小板药物**：阿司匹林是抗血小板治疗的基石，如果没有禁忌证，需要长期服用；替格瑞洛需要服用至少1年。若替格瑞洛无法获取或者有禁忌证，应服用氯吡格雷，也是至少服用1年。对于高缺血风险的心梗患者，如果可耐受同时两种抗血小板药物，可考虑延长服用替格瑞洛或氯吡格雷至心肌梗死后3年。

（2）**逆转心脏重构的药物**：有RAAS抑制剂（ACEI/ARB）、β受体阻滞剂、醛固酮受体拮抗剂。

（3）**降血脂、稳定斑块的药物**：有他汀类。

如果合并高血压、糖尿病，同样需要长期服用相关药物。

心肌梗死后，哪些药物可以逐渐停用

替格瑞洛或氯吡格雷可以在心梗术后1年停用，若缺血风险较高，则延长至3年。如果期间发生出血事件，如牙龈出血、消化道出血、眼底出血等情况，需要由医生决定取舍，切不可自行停止或更换药物。心梗术后一般给予肠外抗凝药物进行抗栓，如普通肝素、低分子肝素、比伐芦定，一般出院后就停用。醛固酮受体拮抗剂有保钾的作用，若发现高钾血症，需要暂停，待血钾恢复正常后，由医生再加用，直至心功能改善后由医生决定取舍。硝酸酯类药物可以改善心绞痛等症状，若无胸痛、胸闷等症状，可逐渐停用。

还有些药物是遇到特殊情况需要暂停，但不是完全停用，可以根据观察择期再继续加用。比如，ACEI/ARB、β受体阻滞剂有降血压的作用，若心梗后血压偏低，则暂停，待血压恢复后及时由医生加用。β受体阻滞剂能降心率、减少心脏耗氧，所以当心率很慢时，也需要暂停。另外，建议早期联用质子泵抑制剂（PPI）预防消化道溃疡、出血等情况，6个月后可改为H2RA或间断服用。

 ## 服用抗栓药物需要经常查血吗

很多患者都会担心，每天需要吃那么多抗血小板药物，会不会出血？是不是需要定期验血？会不会出血或许要看个人情况，但定期验血是肯定的。临床上，需要关注的是以下三类化验指标。

（1）**血常规**。化验血常规主要需要关注血红蛋白和血小板计数两个指标。如果血红蛋白太低，可能需要暂时停药，严重者则需要输血；而血小板过少的人，则需要适当地缩短吃药时间、减药或换药。

（2）**血小板功能和基因型**。这两个指标是检查抗血小板药物治疗效果的。一般的冠心病患者不需要化验，只有那些血栓风险比较大的人才需要化验。那么什么人容易长血栓呢？主要有以下几类：放了支架正常吃药还是长血栓的、肥胖、糖尿病、肾功能不好、手术中发现血管情况复杂，还有放了多个支架的患者。

（3）**凝血功能**。如果同时患有房颤等疾病，需要在服用抗血小板药物的同时服用抗凝药物华法林的话，则每3~5天需要化验凝血功能，看看华法林用量是不是合适、凝血功能是否达标。如果服用的是利伐沙班、达比加群等新型抗凝药物，则不需要化验凝血功能。

如何避免抗栓药物引起出血

不少患者了解到抗栓药物的主要副作用是出血，那么如何减少或避免引发这个副作用呢？

首先，肯定是预防为先。用药之前需要识别出血风险较高的人群，如高龄、贫血、白细胞过高或过低、肾功能不全以及曾经患过脑出血、血尿、消化道出血等疾病的患者，对这些患者采取预防措施，如质子泵抑制剂可预防抗血小板药物相关的消化道损伤。

其次，在用药过程中督促高出血风险患者进行自查和指标监测，比如生活中是否经常出现牙龈出血、皮肤瘀斑瘀点、血尿、黑便、咯血等，血常规化验中血红蛋白是否明显下降。服用抗凝药物的患者应定期检验凝血功能等。

如果发现异常，需要酌情处理：

（1）若为微量出血，如可以自行停止的鼻出血、皮肤瘀斑等，应该继续服用抗栓药物，停药反而会增加心血管事件的风险。

（2）若为轻度出血，如不能自行终止的鼻出血、没有引起明显泌尿生殖系统以及消化道、呼吸道出血，双联抗血小板治疗仍可继续服用。

（3）若出现中度或重度出血，应立刻停药并就医。

心肌梗死后，还能有性生活吗

"心肌梗死后，还能有性生活吗"这个问题与"心肌梗死后，还能跑步吗"从本质上来看其实是一样的。

那么，回答就显而易见了：能，但是要相对节制。

研究表明，性生活相当于中等强度的日常活动，其消耗相当于20分钟内行走1600 m，或10分钟内攀登20个台阶楼梯（相当于10层楼）。性生活时，平均心率与血压水平比同等消耗的运动要稍高一些，这是由于性生活时伴随的情绪变化剧烈所导致的。如果冠心病患者正常步行1000 m、爬2~4层楼梯、做家务等活动不会感到气喘或稍感气喘，那么其性活动是安全的。另外，适当的性生活可以有效减少心肌梗死后心理异常（抑郁、焦虑等）的发生。

因此，适度的性生活是提倡的，而且研究发现，性生活时发生冠状动脉阻塞、急性心梗的机会并不会比日常生活活动多。

心脏支架是否有保质期

首先要明确一点，我们在这里说的心脏支架指的是冠脉支架。心脏支架是用特殊金属材质制成的，通过球囊和输送系统送入特定位置并释放、留在体内。它不像我们家里的冰箱、彩电，支架本身并不存在保质期或使用年限，一旦放入冠状动脉内就永远留在体内，终身为患者服务。

但并不是所有的心脏支架都会一直保持完美状态。比如，早年间的冠脉支架由于材料和结构的问题，存在支架断裂问题。通过不断改进支架的材料和制作工艺，现在的冠脉支架已经基本不存在这一问题了。但是支架术后仍然面临两大主要问题——支架内再狭窄和支架内血栓，通过不断地努力和改进，这两个问题的发生率之和已经下降到不足10%，尤其是后果较为严重的支架内血栓的发生率不足1%。

心脏支架后，能做核磁检查吗

这里说的心脏支架指的是冠脉支架。对于这一问题的回答是肯定的——能做！无论什么时候做的支架、什么品牌的支架，都能做核磁共振检查。

核磁共振检查现在越来越普遍，具有安全、无辐射、精确等优点。平时临床上做的核磁检查是 1.5T 或 3.0T 的（T 指的是磁场强度）。所谓体内有金属植入物是否能做核磁检查，主要基于两点考虑：①金属在磁场下会移位；②金属在磁场下会发热，对局部造成热损伤。那么，我们分析一下：首先，冠脉支架所用的金属含量非常少，基本上都是弱磁性或非磁性金属，比如最早的一代金属裸支架使用的是 316L 医用不锈钢，近年来使用的是钴铬合金、镍铬合金、铂铬合金等，这些材质所受磁场的引力可以忽略不计；而且支架置入冠脉后牢固地固定在血管内，冠脉支架在核磁检查过程中不会移位。其次，由于金属含量非常少，冠脉支架即使在磁场作用下有轻微升温，其热量也会被血流带走，不会对局部产生影响。其实，这点升温连发烧时的温度都比不上，发烧都不会把支架烧坏，那核磁检查也不会了。

心梗后/支架后，为什么要定期到医院随访

通过药物治疗或植入支架后，大部分心梗患者的症状就消失了，那是不是就不用去医院随访了？答案是不可以。所有心肌梗死患者必须定期随访。

首先，心肌梗死属于冠心病的一种，而冠心病是一种慢性病，不论是放支架还是搭桥手术，都不能完全根治，术后还需要规律服药以控制动脉粥样硬化进展。

其次，心梗后部分心肌发生坏死，随着时间推移，会逐渐出

现心室重构,导致心脏扩大、心力衰竭发生,部分患者还会出现心脏节律的变化。这些现象都要定期监测,而且要调整药物进行预防和治疗。

第三,心肌梗死患者支架术后大部分都服用多种药物,这些药物是否有副作用、药物效果如何,也都需要进行监测和调整。

第四,心肌梗死的发生与不良生活方式有关,如吸烟、久坐等。在定期随访过程中,医生会加强这方面的教育,有利于改变不良习惯。

第五,心肌梗死后部分患者还有可能再发心脏事件,定期复查有利于早期发现不稳定的表现,并进行积极干预,避免严重后果出现。

心梗后/支架后随访哪些项目

我国部分医院开设了心梗/支架后随访门诊,医生或护士会在患者出院前预约好下次门诊就诊时间,按时间就诊后,医生会安排好接下来的就诊时间,只需按医生要求进行复查即可。可以了解下当地的哪些医院开设了冠心病随访门诊,或者向医生咨询、探讨最适合自己的复查方案。如果刚刚经历了心肌梗死,出院后一般建议每1~2个月复查一次;在趋于稳定后,3~6个月复查一次。具体的随访间隔根据病情轻重会有所差别。

在随访时,医生会关心您有无心脏病相关症状、有无出血情况、有无其他不舒服,会询问您的血压、心率情况、生活方式及用药情况。通常,复查时会检查血液生化、血常规、便常规、心电图、超声心动图，有时还会安排胸部 X 片、24 小时动态心电图等。心梗后 / 支架后 1 年左右，可能需要进行一次全面评估，评估手段可能包括冠状动脉 CT、运动负荷试验或冠状动脉造影等。

 做支架后，什么时间可以旅行

心肌梗死 / 支架术后的大多数患者可以恢复原来的生活状态，日常生活完全不受影响，当然包括外出旅行。至于多长时间可以首次外出旅行，却是因人而异，这主要取决于心肌梗死 / 支架术后患者的心脏功能恢复情况和有无心肌缺血相关表现。

拟出发前，请心血管专科医生为您进行一次检查非常必要。医生会根据您目前的身体状况，给出是否适合外出旅行以及确保安全旅行的一些忠告。一般而言，1 个月内发生过心肌梗死或是进行过心脏支架手术的，应该以休养康复为主。如果病情稳定、没有任何不适，之后可以参与轻松的旅行。

 高原旅行适合支架术后的心梗患者吗

在旅行地点选择方面，高原、雪山、温泉确实令人向往，但心肌梗死 / 支架术后患者一定要慎重，去高原旅行的风险要比正常人大，应尽量避免到高原、极寒地区，因高原环境可引起心血管的一系列变化，缺氧会引起心率加快，进一步加重心肌耗氧量，进而诱发心绞痛及加重心功能不全。

支架术后可以过安检门吗

在机场、火车站等接受安检时，心脏支架通常不会引起金属探测器发出警报。为了能够使患者尽快通过安检，最好随身带病历卡，过安检时出示一下，表明自己身上有金属提示音的原因。所以不需要担心，心脏支架对人的日常出行不会产生不良影响。同时，安检门也不会对支架的功能造成影响。

支架术后可以坐飞机吗

飞机在起降过程或颠簸时，受到压力和重力变化的影响，人体会呈现短暂的失重或超重状态，这会导致回心的血量减少，影响心肌供血。对于心肌梗死/支架术后的患者来说，乘飞机有引发或加剧心肌缺血的风险。同时，由于处于高空之中，诊治条件有限，所以一定要慎重选择。

对于救治及时、病情恢复稳定的心肌梗死/支架术后患者，仍然可以考虑乘坐飞机。但要注意以下事项。

（1）心血管药物随身带，硝酸甘油类药物或速效救心丸有准备，关键时刻可以舌下含服。

（2）随身带病历资料，一旦疾病发作，病历资料可以提供很多有价值的信息，方便及时治疗。如果是出国旅行，建议把病历提前翻译成英文会更有帮助。心肌梗死/支架术后合并置入起搏器的患者要带起搏器卡，以备需要时查看。

（3）同时患有高血压病和/或糖尿病的患者可以考虑随身携带简单医疗器械，如血糖仪、电子血压计等，可以随时了解血糖、血压水平，协助治疗。

（4）在飞机上避免久坐，每隔1~2小时就应该站起来走动一下，舒展舒展肢体，避免发生下肢静脉血栓。如果是长途旅行，首选可以躺着的座位。

图书在版编目（CIP）数据

科学健康 . 心血管疾病 / 中国科学技术协会，中国老科学技术工作者协会，国家卫生健康委员会组织编写. -- 北京：科学普及出版社，2022.9

ISBN 978-7-110-10500-9

Ⅰ.①科… Ⅱ.①中…②中…③国… Ⅲ.①保健－普及读物②心脏血管疾病－防治－普及读物 Ⅳ.① R161-49 ② R54-49

中国版本图书馆 CIP 数据核字 (2022) 第 151032 号